家庭常用护理技术

一学就会

主 编　倪赤丹

编 委　崔红卫　徐岩岩　吴丽琼　傅华丽

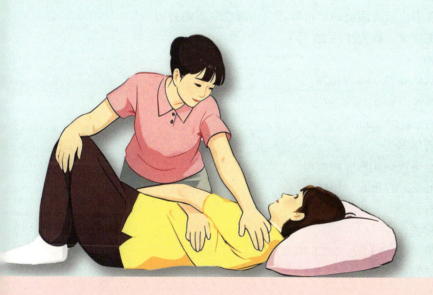

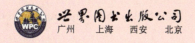

世界图书出版公司

广州　上海　西安　北京

图书在版编目（CIP）数据

家庭常用护理技术一学就会 / 倪赤丹主编. -- 广州：
世界图书出版广东有限公司，2025. 6. -- ISBN 978-7
-5232-2247-8

Ⅰ. R473.2

中国国家版本馆 CIP 数据核字第 2025NL4709 号

家庭常用护理技术一学就会
JIATING CHANGYONG HULI JISHU YIXUEJIUHUI

主　　编：	倪赤丹
责任编辑：	程　静　曹桔方
装帧设计：	新纪元文化传播
责任技编：	刘上锦
出版发行：	世界图书出版有限公司　世界图书出版广东有限公司
地　　址：	广州市新港西路大江冲 25 号
邮　　编：	510300
电　　话：	020-84453623　84184026
网　　址：	http://www.gdst.com.cn
邮　　箱：	wpc_gdst@163.com
经　　销：	各地新华书店
印　　刷：	广州小明数码印刷有限公司
开　　本：	787mm×1 092mm　1/16
印　　张：	12.75
字　　数：	220 千字
版　　次：	2025 年 6 月第 1 版　2025 年 6 月第 1 次印刷
国际书号：	ISBN 978-7-5232-2247-8
定　　价：	48.00 元

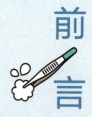

前言

　　现代护理学自南丁格尔时代起，便肩负着科学照护与人文关怀的双重使命。如今，护理学的实践已从专业领域延伸至千家万户的日常生活。许多家庭需要承担照护行动不便者的责任。但由于专业知识和实践经验的不足，在初次面对护理任务时，初学者往往手足无措，需要花费更多时间摸索护理方法。

　　本书参照行业最新规范，涵盖基础护理、日常起居协助、移乘护理、饮食与排泄护理、感染预防及应急处理等核心模块，旨在帮助读者快速掌握护理技能，减轻照护负担。读者能够通过系统和实用的解析，结合简明的文字介绍与丰富的实拍照片，在家庭常见的护理场景中逐步掌握复杂的护理技巧。

　　此外，护理不仅限于生活协助，也应关注照护对象的心理健康和尊严。本书特别包含护理人员注意事项，有助于护理人员和护理对象在良好的沟通中建立起互信关系，营造安乐的氛围。

　　护理不仅是技术的运用，更是爱与尊严的传递。希望这本书能成为您照护路上的可靠伙伴，助您以科学的方法应对护理挑战，以温暖的态度守护健康与幸福。

目录

PART 3　饮食护理

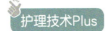

PART 4　日常起居护理

PART 5　移乘护理

PART 6　排泄护理

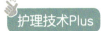

PART 7　洗护护理

PART 8　预防感染及紧急处理

PART 9 护理人员注意事项

PART 1

护理技术基础知识

为了保障护理人员和患者的安全与舒适，需要掌握护理技术的基础知识。灵活运用患者的力量，掌握对护理人员和患者都不造成负担的护理技术。

保障护理人员和患者的安全与舒适

固定护理人员的姿势

要保障护理人员和患者的安全与舒适，护理时，固定护理人员的姿势尤为重要。首先，来学习如何摆好正确姿势。

要点整理

找准支撑面和重心的位置

要确保摆出能够自然使出力气的姿势，以下三点是关键。

- 原则 ❶ 扩大支撑面
- 原则 ❷ 始终找准重心位置
- 原则 ❸ 重心放低

○ 原则1 扩大支撑面

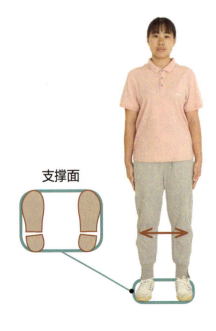

支撑面，即支撑护理人员姿势的基准面，通常指的是由双脚自然站立时两脚间范围。在护理中，可以通过扩大支撑面来确保摆好稳定的姿势。

支撑面

左右张开双脚扩大支撑面

通过横向张开双脚站立，能够使支撑面向左右两边扩大。

在左右两边重心移动时能够保持稳定。

体验一下！ 改变两脚张开的幅度，看看支撑面有什么变化？

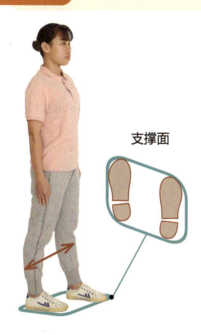

支撑面

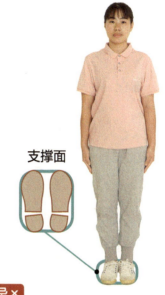

支撑面

前后张开双脚

支撑面向前后扩张保持稳定

通过向前后张开双脚站立，支撑面向前后两边扩大。

→在前后两边重心移动时能够保持稳定。

※ 禁忌×

双脚并拢站立

双脚并拢立正站好的姿势会让双脚完全贴在一起，支撑面只有双脚脚底的面积。

→虽然能保持站立姿势，但受到外力作用时容易失去平衡。

护理人员的注意事项

竭尽全力的护理不仅会增大护理人员的负担，而且对患者来说也会有压力。护理人员应在预测患者接下来要往哪一方向移动的同时，确保必要的支撑面。请掌握这种稳定的发力姿势，并运用到日常护理中。

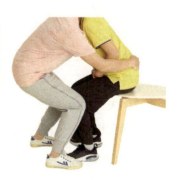

○ 原则2 始终找准重心位置

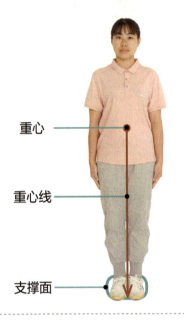

重心

重心线

支撑面

我们身体的重心位于身体的中心，也就是腰部的高度。从重心向正下方延长的线叫做重心线，如果重心线位于支撑面当中，姿势就会稳定。要时刻注意自己重心的位置，以及从重心延伸的重心线是否在支撑面上。

把握重心线和支撑面的位置关系

从正面看，重心线穿过身体中心，穿过两脚所形成的支撑面。
→姿势能够保持稳定。

 体验一下 如果重心线偏离支撑面，身体平衡会如何变化？

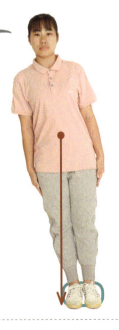

※ **禁忌** ×

以立正站好的姿势向正侧边倒

把脚并拢向侧边倒的话，重心线会很快偏离支撑面。
→身体失去平衡，无法保持立正姿势，向一侧倒去。

护理人员的 注意事项

在护理中一直保持同样的姿势的情况很少，姿势会经常变化。因此，改变护理时的动作，尤其是**改变"配合重心移动"的支撑面**变得非常重要。行动时想一想把脚放在哪里才能让姿势稳定。

○ 原则3　重心放低

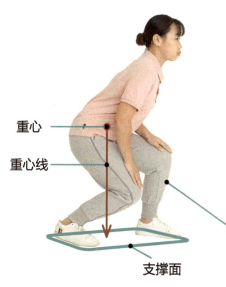

重心

重心线

支撑面

重心放低比重心放高更容易保持稳定。但重心放低时，如果重心线偏离了支撑面就没有意义了。请在保持支撑面稳定的情况下放低重心。

前后左右伸开双脚放低腰身

重心放低时，前后左右伸开双脚扩宽支撑面，让重心线通过其中，弯曲膝盖放低腰身。

→重心的活动范围变大，变稳定。

> 注意！
> 在移动患者身体的护理中，这是最经常使用的姿势。最好作为基本姿势记住。

体验一下 如果双脚并拢，降低重心后还能保持稳定吗？

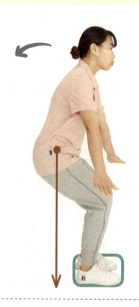

※ 禁忌×

双脚并拢时放低腰身

如果并拢双脚的同时腰部向后牵引，会导致支撑面变得狭窄，重心线偏离。不仅要放低重心，前后伸开双脚扩大支撑面也很重要。

→失去平衡，向后倒下。

活用身体结构

护理中要求辅助患者进行移动和体位变换。在稳定护理人员的姿势后，学习如何接触患者。

要点整理

安全护理的基本步骤

为了能够在进行护理的同时保证护理人员和患者双方的安全，需要记住以下4点基本原则。这4点基本原则均基于身体结构和物理原则。

○ 原则 **①** 接近重心
○ 原则 **②** 保持身体蜷缩
○ 原则 **③** 理解和活用身体结构
○ 原则 **④** 活用物理定律

○ 原则1 接近重心

想要抬起或者移动某个物体时，要尽可能接近要移动的对象物。将对象物的重心向自己的重心靠拢，可以更稳定地移动它。这也可以应用于辅助患者进行身体位置变化等护理工作。

缩短重心
和重心间
的距离

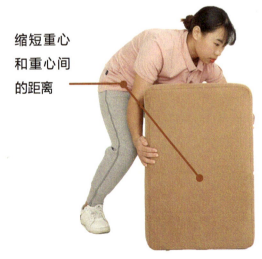

稳固的姿势

缩紧和对象物的距离，计算重心位置

大幅度打开双腿扩大支撑面，通过曲膝放低腰部来放低重心，这样能够尽可能接近对象物。

→可以做到不浪费力气，稳定抬起和移动对象物。

体验一下！ 在举起对象物时与其保持距离

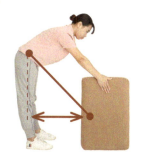

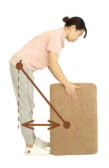

※ 禁忌 ×

与物体的距离远，重心高度也偏移

手肘和膝盖伸展，抓住物体。

→无法使力，抬起和移动物体都很困难。

※ 禁忌 ×

虽然靠近物体，但重心高度偏移

伸展膝盖，稍微弯肘，抓住物体。

→想要就此搬起物体，会对腰部产生很大的负担。

〇 原则2 保持身体蜷缩

进行体位变换等需要移动患者身体的护理时，要调整患者的姿势，使患者四肢所占位置尽可能变小。通过缩小接地面积能够减少摩擦阻力，使用较少的力气就能进行移动。

仰卧躺下的情况

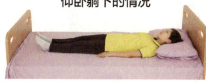

接触面积较大，需要很大的力气

胳膊和双腿都伸展开会扩大和床的接触面积，摩擦阻力也随之变大，较难搬动。

→需要很大的力气。

折叠手臂和腿的情况

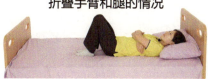

接触面积变小，更容易移动

胳膊交叠在胸前，膝盖曲起，手脚位置尽量抬高，以缩小接触面积，减少摩擦。

→只花一点力气就能挪动。

○ 原则3 理解和活用身体结构

在进行移动患者身体的护理时，理解和活用人体（尤其是与姿势运动有关的骨骼、关节和肌肉等）结构十分重要。

本部分将以"骨盆—脊柱—肩胛骨相通联动"的机理为例进行说明，在进行从仰卧改为侧卧的体位变换时需要了解这一机理。

体验一下‼ 来弄清"骨盆-脊柱-肩胛骨"的联动性

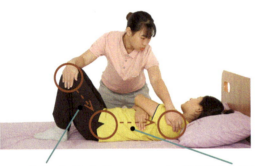

①将膝盖压向跟前

让患者的身体蜷缩【原则2】护理人员将手轻放在患者的膝盖和肩膀上，先将膝盖压向跟前（A）。然后骨盆、肩膀也将自然转向（B）。

A. 将膝盖压向跟前，随后骨盆开始自然转动。

B. 骨盆转动，与之相连的脊柱也会转动，肩膀也开始转动。

②将肩部向前拉

肩部开始转动后，将肩胛骨向前拉，此时上半身的完成转动。

通过抓住肩胛骨向跟前拉的过程，整个肩部也实现了完全转动。

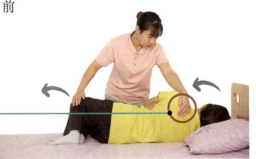

◦ 原则4 活用物理定律

　　移动患者时，可以通过活用"杠杆原理""力矩原理"等物理定律来减轻护理人员和患者双方的负担。这里将对力矩原理的应用进行介绍。

　　力矩原理简单来说就是门把手和铰链（回转轴）之间的关系，两者之间的距离越远，开门（让物体转动）所需要的力气就越小。

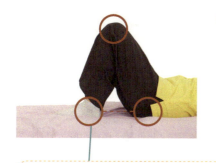

脚后跟贴近臀部，膝盖向高处抬起

　　尽可能地让脚后跟贴紧臀部，膝盖抬高，这样两者的距离变长，可以用较小的力气把膝盖放下来。

将脚掌和臀部作为中心进行转动

　　"将手放在膝盖外侧，向前压倒"的动作与拉门把手开门的动作是相同的转动动作。

　　注意！如果把下半身比作一扇门，和床接触的脚掌和臀部就是两个铰链，膝盖就是门把手。

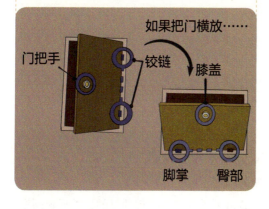

如果把门横放……

门把手　　　铰链　　膝盖

脚掌　　臀部

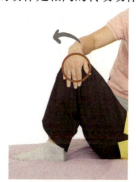

活用人体力学的护理

　　人体的运动是骨骼、关节、肌肉和神经相互关联完成的。这个关系就叫做"人体力学"。如果理解了人体力学，就可以使用更少的力气进行护理，防止护理人员的疲劳和腰痛，减轻护理人员的负担，并且还能保障患者的安全与舒适。

　　在护理的世界中，利用这一理论结合物理定律等配合利用，进行负担较轻的护理实践，被称作"活用人体力学"。

② 利用患者的力量

以实现患者和护理人员相互协助的护理为目标

"自立支援"是护理的重要职责，要求在日常的护理中支持患者独立。这里将对"交谈的重要性""基本动作的活用"等内容进行说明。

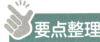 **要点整理**

交谈的重要性和基本动作的活用

要帮助患者自立，以"尽可能让患者自己来"和"增加患者能完成的事情"的态度进行护理是基本。具体来说，请注意以下三点。

○ 要点 ❶ 护理时进行交谈
○ 要点 ❷ 活用患者拥有的力量
○ 要点 ❸ 活用基本动作

○ 要点1 护理时进行交谈

创造患者和护理人员相协助的姿态，对接下来要进行的护理好好进行说明，并征得患者同意。这样患者知道要对他们做什么，会放下心来，明白自己要做什么动作之后自发地行动。

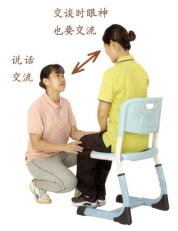

交谈时眼神也要交流

说话交流

及时、恰当地进行交谈

【开始护理前】

告知患者接下来进行的护理的目的，并征求同意。

"接下来想要进行xx，可以吗？"

【护理中】

对细微的动作进行具体的说明。

"现在我要往前走一点""请抓住我的肩"

【护理结束后】

确认患者的状态。

"您还好吗？""身体有没有不舒服？"

○ 要点2 活用患者拥有的力量

患者其实拥有很多力量，帮助他们灵活利用这些力量来生活是对护理人员的要求。

例如，右侧肢体出现偏瘫（右侧部分麻痹）的人，的确需要护理人员进行辅助，但如果患者本人能够灵活使用左侧的手脚，或许就能对右侧手脚无法完成的事进行补充。使用左侧手脚代替不好使的右侧手脚，就是"灵活利用力量"。

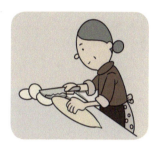

发现患者的潜在力量并加以活用。

例如，认为"自己有痴呆症所以不可能使用菜刀"的人通过接受适当的辅助，从而自己在做饭时也能使用菜刀的事例也不少见。

通过康复训练等**增加他们所拥有的力量**，日常生活中能做到的事也会增加。并且通过学习做一件事的不同方法，可以进一步促进患者的自立。

例如，以"能够在厕所排泄"为目标时，要思考到自家和外出地的厕所环境和使用难易度可能会不同。

如厕所的方向和是否有扶手等。设想各种各样的情况，提前准备好对应的策略，就能扩大行动范围。

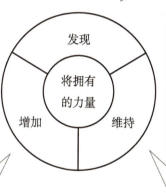

发现

将拥有的力量

增加　　维持

在护理中，**要维持患者本来就拥有的力量和通过康复训练增加的力量。**

尤其是老年人，由于年事已高，身体所有机能下降。为了让其力量不减，积极运动是非常重要的。

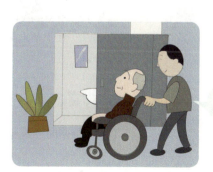

这是挑战哦！

○ **要点3 活用动作分析**

人在做某个动作时，是依据身体结构来做的。我们将这称为"动作分析"。通过理解动作分析进行护理，不仅可以减轻患者和护理人员的身体负担，还可以和患者的自立支援联系起来。

活用动作分析的具体护理方法会在各项中进行说明，在这里以"站起""翻身"为例学习动作分析。

体验一下!! 试试独自进行基本动作一站起

试着动起来，有意识地采取鞠躬的姿势。

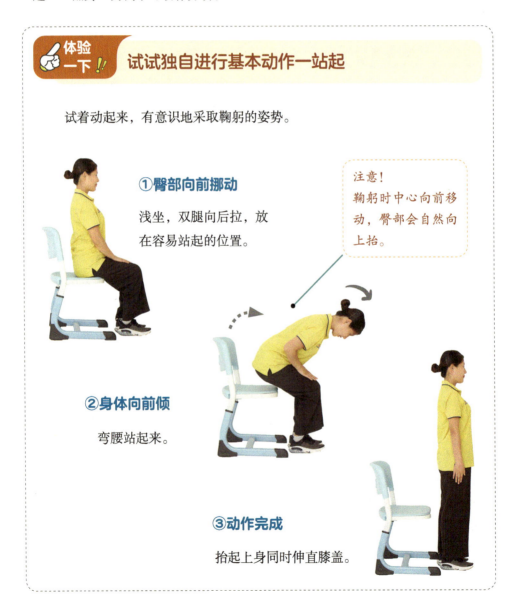

①臀部向前挪动

浅坐，双腿向后拉，放在容易站起的位置。

注意!
鞠躬时中心向前移动，臀部会自然向上抬。

②身体向前倾

弯腰站起来。

③动作完成

抬起上身同时伸直膝盖。

体验一下 ‼ 试试独自进行基本动作——翻身

试着通过放倒膝盖，一边感受从骨盆到上半身的身体回转一边进行动作。

手臂交叠胸前

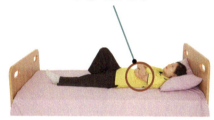

①弯起一侧的膝盖

手臂交叠在胸前（如果手臂直接垂在床上，转身面对另一个方向时手臂会一直很重），曲起一侧的膝盖（翻身方向的另一侧）。

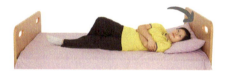

②脸部转向翻身方向

在进行方向转换时，先把头部转向那一侧，转身的意识就会增强，身体也会想要朝向那一侧。

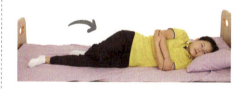

③放下弯曲的膝盖

把弯曲的膝盖倒向转身方向，让身体回转。膝盖放倒，骨盆转动，上半身也会自然跟着转动。

护理人员 的 注意事项

通过像这样连续进行几个动作来完成一个有目的的活动。通过**协助患者按照"基本动作"进行活动**，其自身也能重新习得各种动作，增加自己能够做到的活动。请加强能够**促进患者自立**的护理训练。

④动作完成

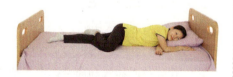

护理阿尔兹海默症患者的注意事项

阿尔兹海默症患者正面临着因为记忆力衰退（记不住新的东西）和定向力障碍（记不住当下的日期、时间、地点等）所带来的困惑和不安，因所能做到的事情变少而丧失自信，日常生活困难，以及与他人和社会关系的丧失等挑战。

护理痴呆症患者的基本原则是努力了解患者的**个性（性格、在意之处、价值观）**，**调动患者拥有的力量**（隐藏着的力量非常之多），通过让患者做自己能做到的事帮助他们重拾信心，亲近和缓解他们因患上痴呆症导致的困惑和不安的心情。

此外，老年痴呆症患者的护理中，需要刺激患者的五感（视觉、听觉、嗅觉、味觉、触觉）。例如，夏季在自家举办"家庭小party"，让患者通过五感来感受季节。

"享受家庭小party"给五感带来的刺激

视觉——窗帘、团扇等各种夏日小物

听觉——风铃的声音　　嗅觉——蚊香的香味

味觉——西瓜和凉粉　　触觉——衣服的手感

痴呆症到底是什么？

痴呆症指的是由于疾病影响大脑机能所引起的智力功能下降的疾病。

根据疾病和脑萎缩部位的不同，痴呆症可分为"脑血管性痴呆症""阿尔兹海默症""路易体痴呆症""额颞痴呆症"等类型，症状有"核心症状"和"精神行为症状（BPSD）"。

○ **核心症状**

记忆力减退、记忆缺失、定向力障碍、执行机能受损、理解与判断力低下、失语症、失用症、失认症等。

○ **精神行为症状（BPSD）**

受到核心症状和周遭环境、护理的影响而显现。不安、抑郁、妄想、徘徊、异食症、言行攻击等。

PART 2

更衣护理

如果患者肢体出现偏瘫，则需要学习如何为患者更换衣服。在遵循"从患侧穿起，由健侧脱下（穿患脱健）"的基本原则的基础上，仅在患者需要护理时提供帮助，要始终牢记护理的目的在于早日帮助患者实现自立。

1 更衣时的注意事项

了解更换衣服的目的及方法

本章将讲述偏瘫患者如何更换衣服以及护理人员在帮助患者更换衣服时的注意事项。

要点整理

基本原则为"穿患脱健"，即从患侧穿起，由健侧脱下

我们早上起床后会将睡衣脱下换上便服，外出时则会将自己精心打扮一番。此外，在洗澡和上厕所时也必须将衣服脱下。偏瘫患者在穿脱衣服时需要注意以下4点。

- 切勿给患侧关节增加负担
- 遵循穿患脱健的原则
- 尽可能地交由患者本人进行
- 注意防止患者失去平衡摔倒

● 了解穿衣与更衣的作用

根据气温选择衣服，可以维持正常体温。

穿着衣服可以保护皮肤防止其受到紫外线和外部刺激。

| 调节体温 | 保护皮肤 |
| 转换心情 | 维持社交 |

更换不同的衣服能丰富生活，还可以帮助我们转换心情。

衣服是展示自我的一种体现也是仪容仪表的重要一环，在维系社会交际方面也承担着重要的作用。

偏瘫患者如何穿脱衣服

穿脱衣服的原则"穿患脱健"

　　当存在偏瘫情况时，遵循"从患侧（有偏瘫一侧）穿起，由健侧（未偏瘫的一侧）脱下"原则可以帮助我们很轻松地穿脱衣服。不论是何种类型的衣服，基本上都可按照该原则进行。

尽可能地交由患者本人进行

　　对于有偏瘫的人来说，系扣子以及穿裤子等动作是比较困难的。患者能自己进行的动作基本上都交由患者自己来完成，尽可能地帮助患者早日实现自立。当患者无法完成某个动作时，再提供必要的援助。

选择容易穿脱的衣物

　　选择一些材质便于穿脱的衣服以及护理专用的改良版设计的衣服是十分重要的。
・尺寸稍大
・袖口部分设计较为宽松
・具有一定的弹性

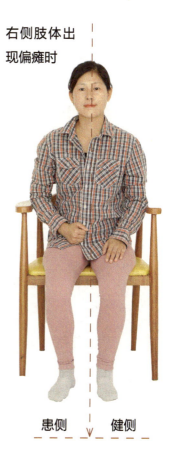

右侧肢体出现偏瘫时

患侧　　健侧

【改良方式】
上衣（前开襟）

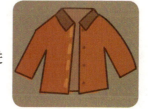

　　可以使用魔术贴来进行改良，如此便无需系、脱扣子就能直接穿上。

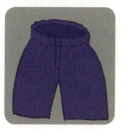

裤子

　　将裤腰改良为用橡皮筋调节松紧，如此无需扣子或拉链便可以直接穿脱。

确认：患者身体是否稳定，双脚是否紧贴地面？

　　更换衣服时，采取双脚紧贴地面确保身体稳定的坐姿是很重要的。当一个人更换衣服时，应选择带扶手的座椅防止因身体失去平衡而摔倒。

② 上衣的穿脱

患者独自穿脱上衣（右侧有偏瘫时）

按照"穿患脱健"的原则进行。使用健侧的手来进行上衣的穿脱。仅当患者自己无法完成时加以帮助，以便患者早日自立。

● **穿衣/前开襟衬衫**

①先从患侧的手开始穿起

使用健侧（左侧）的手，帮助患侧的手穿过衣袖。

注意！
在穿着上衣时，由手腕到手肘，再由手肘到肩膀，分两步进行。

患侧 ▼ 健侧

②将上衣翻转过来

用健侧的手抓住上衣的衣领，从背后将其翻转过来。

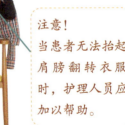

注意！
当患者无法抬起肩膀翻转衣服时，护理人员应加以帮助。

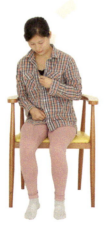

③系上扣子穿衣完毕

最后将健侧的手穿过衣袖并扣好扣子。

● 脱衣/前开襟衬衫

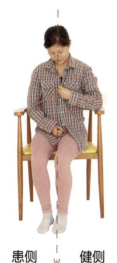

患侧 ← → 健侧

①**解开扣子**

使用健侧（左侧）的手，由上至下解开扣子。

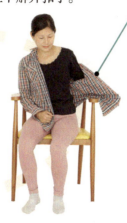

注意！
在一只手臂脱完以后，让上衣自然地垂在背后。

②**脱下健侧的衣袖**

将健侧的手臂移动至后方，从袖口中脱出。

③**脱下患侧的衣袖**

使用健侧的手将另一侧的衣袖脱下。

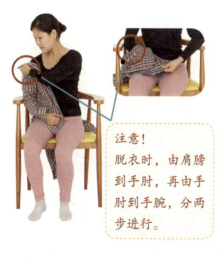

注意！
脱衣时，由肩膀到手肘，再由手肘到手腕，分两步进行。

穿着圆领上衣时

基本顺序保持不变，但不论是穿还是脱，衣服套在头上或从头下取下时是最为困难的。

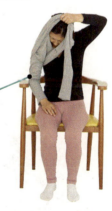

选择材质弹性良好的衣物也很重要。

在患侧手臂穿好后，使用健侧的手抓住上衣的衣领并将其拉开，然后低头将其穿上。

辅助患者穿脱前开襟类衣服（右侧有偏瘫时）

前开襟类衣服如睡衣等是我们平时较为常穿的一类衣服。对于身体有偏瘫的人来说扣扣子是很困难的一件事，但还是尽可能地交由本人完成，有必要时再给予帮助。

● 辅助患者穿着前开襟类衣服

xx女士/先生，我现在帮您把上衣穿上，可以吗？

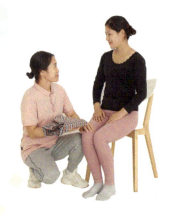

① 交谈

护理人员：站在患者的患侧，蹲下与患者眼神相对进行交谈。

患者：坐在椅子上。

② 先穿患侧手臂

护理人员：先将自己的手穿过袖口，然后握住患者患侧的手。

我现在帮您把袖子穿上，先穿右边哦。

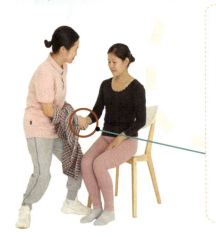

注意！

为了不让患者的手指勾到衣服，护理人员应将患者的手握在手心内，然后再将衣服移至患者的手腕上。

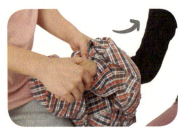

③将衣服拉至患侧肩膀处

护理人员：扶住患者患侧关节处，依次由手臂向手肘，再由手肘向肩膀方向分两步将袖子穿好。

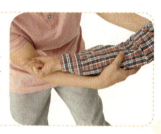

注意！
要遵循"患侧手臂不动衣服动"的原则，在穿衣服时要依次扶住患者患侧的手腕和手肘，保护患侧关节。

我现在帮您穿左边的袖子。

④将衣服翻转至健侧肩膀处

护理人员：抓住上衣将其从患者后背翻转至健侧的肩膀处。

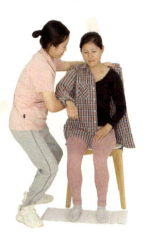

⑤后穿健侧手臂

护理人员：抓住上衣进行辅助。

患者：将手臂伸直穿过袖子。

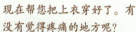

注意！
在抬起健侧手臂的时候，由于重心会偏向患侧容易导致身体失去平衡。护理人员应站在患侧进行辅助。

现在帮您把上衣穿好了。有没有觉得疼痛的地方呢？

⑥系上扣子

护理人员：在边上看着，必要时给予帮助。

患者：用健侧的手依次系好扣子。

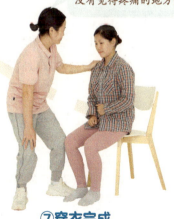

⑦穿衣完成

○ 辅助患者脱下前开襟类衣服

① 交谈

护理人员：站在患者的患侧，蹲下与患者眼神相对进行交谈。

患者：坐在椅子上。

xx女士/先生，我现在帮您把上衣脱了，可以吗？

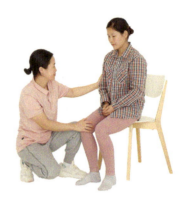

请您自己把扣子解开可以吗？

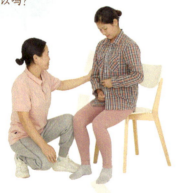

② 解开扣子

护理人员：在边上看着，必要时给予帮助。

患者：用健侧的手依次解开扣子。

③ 先脱健侧手臂

护理人员：抓住上衣给予辅助

患者：从健侧肩膀处将衣服脱下，将手臂从袖口中脱出。

注意！
将健侧手臂从衣服里脱出时，患者的重心会发生改变容易失去平衡。护理人员应站在患侧扶住患者肩膀。

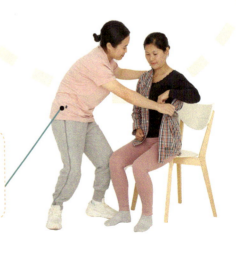

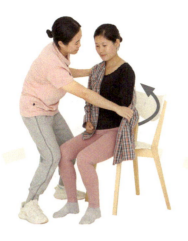

④将衣服脱至患侧

护理人员：扶住患者患侧的肩膀将外套移动至患侧脱下。

⑤后脱患侧手臂

护理人员：扶住患者患侧的关节，将患者的手臂从衣服里脱下来。应由肩膀向手肘，再由手肘向手腕，分两步进行。

我现在帮您把右边的袖子脱下来。

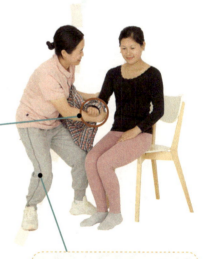

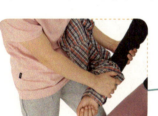

注意！
要遵循"患侧手臂不动衣服动"的原则，在脱衣服时为保护患侧关节也要遵循该原则。

注意！
患者重心移至患侧后身体容易失去平衡，应一直站在患侧处，防止患者摔倒。

我现在帮您把上衣拖下来了，有没有觉得疼痛的地方呢？

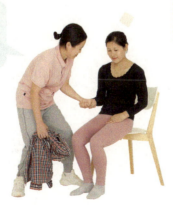

⑥脱衣完成

辅助患者穿脱圆领T恤（右侧有偏瘫时）

在穿脱圆领T恤时，由于没有扣子，头部的穿脱是最为麻烦的。除此以外的顺序与前开襟衣服基本相同。要按照"穿患脱健"的原则辅助患者。

● 辅助患者穿着圆领T恤

请将头朝向我的方向然后低头。我现在帮您把衣服套进去。

注意!
要让患者头朝护理人员方向并将头低下，无需俯身低头即可。

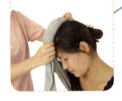

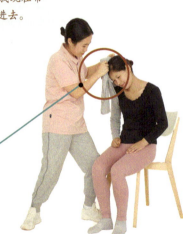

①将头部套进衣服内

护理人员：在帮助患者穿好患侧衣袖后，将衣领拉开帮助患者将头部套进衣服内。

患者：低头将脸偏向一侧。

②将健侧手臂穿过衣袖

护理人员：抓住上衣衣袖给予辅助。

患者：将健侧手臂伸直后穿过衣袖。

注意!
由于患者容易失去重心摔倒因此要一直站在患侧进行辅助。

请您自己把这只手的手臂穿好。

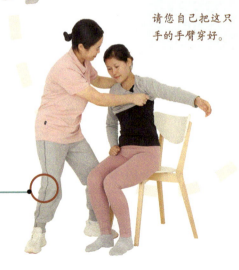

③穿衣完成

○ 辅助患者脱下圆领T恤

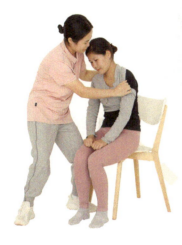

xx女士/先生，接下来要脱上衣了哦。我先把衣摆拉到肩膀位置哦。

①把衣摆上拉

护理人员：将一侧衣摆拉至健侧肩膀处。

麻烦您把手从衣服里伸出来哦。

②把衣摆上拉

护理人员：手抓住衣服，辅助患者。

患者：将手臂从衣服中伸出。

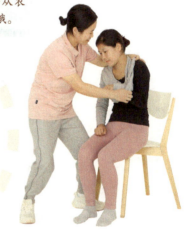

请您面朝着我，身体微微前屈，低下额头，我现在帮您脱衣服。

③将头伸出

护理人员：将衣领张开使患者能够将头伸出，再从患侧脱下上衣。

患者：将头微微前倾

注意！
在脱衣时需要让患者的倾斜程度大于穿衣，这样能较快脱下衣服。需要让患者有意识的将头从衣领中穿过。

④脱衣完成

③ 裤子的穿脱

患者独自穿脱裤子（右侧有偏瘫时）

裤子的穿脱也秉承"穿患脱健"的原则。因为需要站起来再坐下等动作，较容易失去平衡。注意不要让患者摔倒。

● 穿裤子

①将患侧的腿从裤子中穿过

用健侧的手（左）将患侧的腿（右）抬到左侧膝上，再穿上裤子。

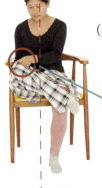

注意！
用健侧的手尽量把裤子往上提。

患侧　健侧

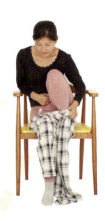

②将健侧的腿从裤子中穿过

将患侧的腿放下，健侧的腿穿进裤子里。

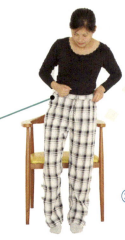

注意！
当患者较难站起时，可坐着挪动臀部或者抬腰，慢慢穿上裤子。

③将裤子拉至腰部后完成

患者站起将裤子提至腰部。

○ 脱裤子

①将裤子往下脱

患者站起，用健侧的手将裤子稍微脱下。

> 注意！
> 过程中较易失去平衡，起身后用健侧的脚保持平衡后慢慢进行。

患侧 ｜ 健侧

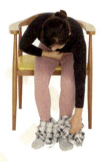

②将健侧的腿从裤子中脱出

坐于椅子上，将裤子脱至脚跟，先将健侧的脚从裤子中伸出。

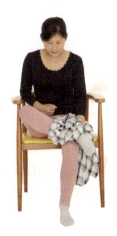

③将健侧的腿从裤子中伸出

用健侧的手将患侧小腿抬至健侧膝上。

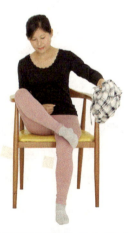

④将患侧的腿从裤子中伸出后完成

用健侧的手将患侧的脚从裤子中脱出。

辅助患者穿脱裤子（右侧有偏瘫时）

在护理患者进行排泄时也需要进行裤子的穿脱。注意不要让裤子掉到地上，在让患者站立时也需注意不要让患者失去平衡而摔倒。

○ 为患者穿上裤子

xx女士/先生，现在要为您穿一下裤子哦。请问方便吗？

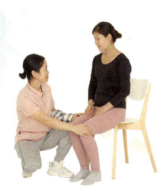

①交谈

护理人员：站于患者的患侧，仰视患者，与患者交谈。

患者：坐于椅子上。

未偏瘫一侧的腿请您自己伸入裤管内。

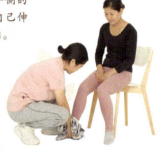

现在帮您把右腿的裤子穿上哦。

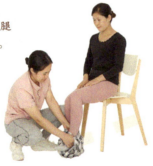

②将患侧的腿从裤子中穿上

护理人员：将裤子朝自己的方向脱下，一边扶着患侧的脚后跟一边将腿从裤子中伸出。

③让患者自己将健侧的腿伸入

护理人员：将裤口张开。

患者：将健侧（左）腿伸入裤子。

注意！
将裤子按照下列步骤准备好较容易穿上。

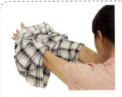

A. 从裤腿处将手伸入。

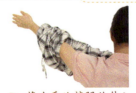

B. 将右手从裤腿处伸入先要给患者穿上的裤子。

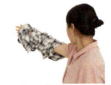

C. 将左手伸出，右手五指伸展将裤口撑开。

患者自己能够完成的部分尽量让他们自己完成。如因前屈困难无法将裤子往上拉时，护理人员应将裤子帮忙拉至膝盖上。裤子到膝盖上后患者就能轻松够到裤子，自己就能穿上。

您可以自己穿上裤子吗？如果不方便弯腰的话我来帮您哦。

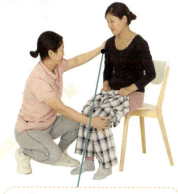

④让患者自己将裤子提上

护理人员：扶住患者肩膀。

患者：尽量往上拉裤子。

注意！
当患者将重心移动到患侧时容易失去平衡，因此护理人员应及时扶住患侧肩膀。

接下来要站起来了哦。请您抓紧我：一、二、三！

注意！
按照之前在站立护理时学到的注意事项，让患者身体微微前倾站起。

⑤让患者站起

护理人员：抱住患者的肩胛骨以及髂骨站起。

患者：坐直，用手环抱护理人员。

⑥将裤子拉至腰部

护理人员：一边撑着患者，一边将裤子提至腰部。

患者：双手环抱护理人员。

注意！
护理人员可以只将患侧的裤子拉至腰部，健侧的裤子让患者自己拉上。

⑦穿衣完成

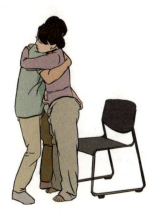

○ 为患者脱下裤子

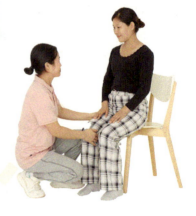

xx女士/先生，接下来要为您脱一下裤子哦。请问方便吗？

①将裤子拉至腰部

护理人员：站于患者的患侧，仰视患者，与患者交谈。

患者：坐于椅子上。

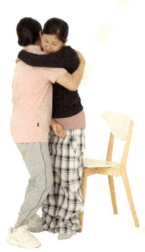

请您抓紧我，身体微微前倾站起来。

②让患者站起

护理人员：抱住患者的肩胛骨以及髂骨站起。

患者：坐半个凳子，用手环抱护理人员。

> **注意！**
> 按照之前在站立护理时学到的注意事项，让患者身体微微前倾站起。

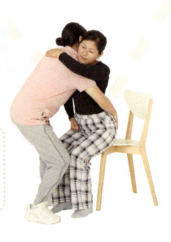

接下来帮您把裤子脱到膝盖附近，请您抓牢我。

③将裤子脱下

护理人员：一边扶着患者，一边脱下裤子。

> **注意！**
> 护理人员可以扶住患者，让患者自己脱下健侧的裤子。

④让患者坐下

护理人员：抱住患者，让患者在椅子上坐下。

请您微微身体前倾慢慢弯下腰。

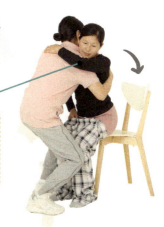

注意！
按照之前在坐椅子护理中学到的注意事项，让患者身体微微前倾慢慢坐下。

您可以自己脱下能够自由活动的腿这一边的裤子吗？我们试试看吧。

⑤让患者将健侧的腿从裤子中伸出

护理人员：扶着患者肩膀，看着患者。
患者：将健侧（左）的腿从裤子中伸出。

注意！
当患者将健侧的腿从裤子中伸出，将重心移动到患侧时容易失去平衡，因此护理人员应及时扶住患侧肩膀。

⑥将患侧的裤子脱下后完成

护理人员：一边扶着患者的患侧（右）腿，一边把裤子脱下。

裤子已经脱下了哦。有觉得疼痛的地方吗？

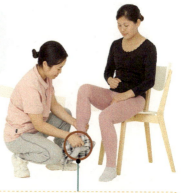

注意！
如果患者能够自己脱下患处的裤子，护理人员需帮忙扶住患侧小腿肚。

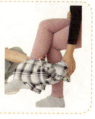

注意！
护理人员在支撑患者时用手掌包住患者脚后跟。让手掌像鞋拔子一样辅助裤子脱下。

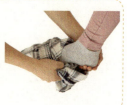

护理技术
Plus

运动障碍综合征的预防

　　随着年岁渐增，运动器官功能将逐渐老化，**使得日常活动量减少，从而造成功能进一步衰退，形成恶性循环。**另外也有可能影响精神功能，从而诱发抑郁症或者老年痴呆。即使再长寿，如果长期处于卧床不起或是需要护理的状态下，也难以自如地悠闲生活。

　　近来，护理界普遍认为预防运动障碍综合征对于健康而长寿的生活是有一点联系的，因此逐步开始实行各种措施来帮助老年人提高运动功能。

"运动障碍综合征"是什么呢？

　　与人体运动相关的骨、软骨、关节、肌肉、韧带、腱、神经等统称为运动器官。由这些运动器官机能下降导致日常生活不便，需要护理、长卧不起的症状称为"运动障碍综合征"。

运动障碍综合征预防训练（运障训练）——单腿站立

　　睁开双眼，单腿微微上抬并保持。不要勉强自己，在能力范围内进行。左右腿各进行一分钟，一日三次。

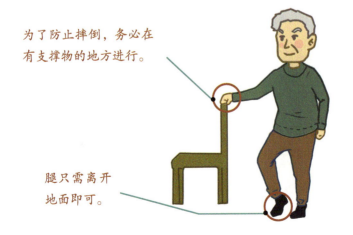

为了防止摔倒，务必在有支撑物的地方进行。

腿只需离开地面即可。

※负责运动障碍综合征预防启蒙教育的日本整形外科学会表示，除"单腿站立"外，也推荐锻炼下肢力量的"深蹲"。

PART 3

饮食护理

在正确理解食从口入意义的基础上，护理人员要掌握让患者吃得放心、有味、开心的护理技术，时刻注意患者的进餐环境以及吞咽的姿势。

1 辅助饮食的注意事项

思考食从口入的意义

进食辅助最基本的理念是让患者吃得放心、有味、开心。护理人员应充分理解进餐的意义以及吞咽的流程，并将其应用在护理当中。

要点整理

正确理解"进食=吃东西"这一行为

进食不仅仅是为了给身体补充必要的营养物质，在进行护理时，有必要考虑到这一意义。在进行饮食辅助时需要了解以下三个重点。

- 思考进食的意义
- 了解吞咽的流程
- 注意进食环境及姿势

○ 思考进食的意义

进食是指"食从口入"，"五种感官同时品味"，此行为有三个意义。请充分了解这些意义后，进行辅助。

> 进食的第一目的是摄取维持生命活动所必要的营养物质。要让被照顾者摄入营养均衡的饮食。另外，当患有疾病或出现**吞咽障碍**时，必须使用适当的菜谱，并且应注意饮食形式。

摄取必要的营养

通过五种感官品味、享受

获取交流

> 听到刀落在砧板的声音会增加食欲。另外，看到餐具中盛满食物，闻到食物芳香时，就算口感有不同，但还是会刺激食欲。
> 使用味觉之外的其他感官来品味食品，也能使人吃得"开心"。

> 在日常生活中，人们为了通过交流加深彼此关系，往往会选择一起吃饭。特别是在一些福利机构当中，有很多人一起吃饭，所以必须注意进餐座位等影响因素，提供舒适的进餐环境也是非常必要的。
>
> （吞咽障碍：指患者无法正常吞咽食物。）

○ 了解吞咽的流程

　　将食物吞下的动作称为吞咽。吞咽主要分为以下图示的几个步骤，从口腔前期开始到食道期结束的吞咽过程。如果这些步骤进行不顺利的话，可能会使食物进入气管（误咽），导致窒息或误咽性肺炎。

①口腔前期（认知期）

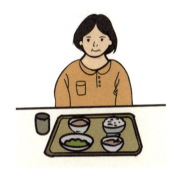

*感知食物的形、色、味，促使唾液分泌。

②准备期（咀嚼期）

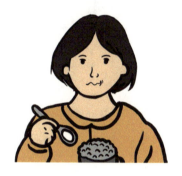

*食物进入口腔，将食物咀嚼成易吞咽的形状。

③口腔期

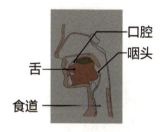

口腔
咽头
舌
食道

*食物从口腔进入咽喉部位，主要靠舌头运作。

④咽期

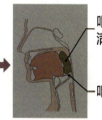

咽喉处积满食物
咽喉盖

*食物从咽喉处进入食道中。
咽喉黏膜触碰到食物时，会引起吞咽反射，将食物运送到食道内。
咽喉盖：关闭状态，避免食物进入气管。

⑤食道期

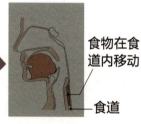

食物在食道内移动
食道

*食物从食道进入胃。
受蠕动运动、重力、口腔内压影响，食物进入胃。
蠕动运动：消化管等器官进行收缩运动，促使食物转运。

○ 确认是否正确吞咽

在吞咽食物时，只需轻摸一下喉结便会发现，"喉结（甲状软骨）"会稍微上移。但是，在辅助他人进食时，很难去触摸他人的喉结，所以护理人员必须仔细观察进食者的动作，尽可能确认对方吞咽动作正确。

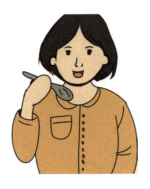

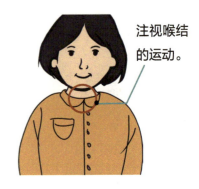

注视喉结的运动。

*辅助他人进食时，仔细观察进食者的动作。

*吞咽时，如果喉结有上移，那么则表示吞咽动作正确。

体验一下！！ 吞咽动作无法顺利进行时如何护理？

出现"进食时容易呛到""难以吞咽"等吞咽障碍时，做吞咽体操有利于改善这些症状。

吞咽体操是指锻炼吞咽相关的肌肉，为吞咽动作做准备的训练方法，也可作为日常的康复训练。

根据患者身体状况，选择合适的强度练习。在进食之前练习十分有效。

做吞咽体操时正确的姿势

尽量伸展背部肌肉

深坐在椅子上

两脚踏在地板上

吞咽体操

口部运动：张大嘴巴发出 "a" "i" "u" 的音。

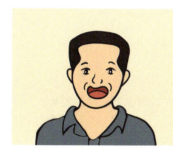 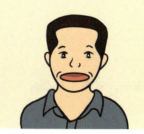 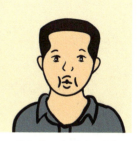

张大嘴巴发 "a" 的音。　　　嘴巴横向咧开发 "i" 的音。　　　收拢嘴巴发 "u" 的音。

以上三个步骤重复3遍。

舌部运动：舌头向前后、左右、上下运动。

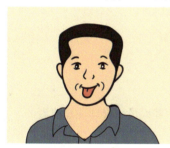 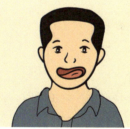 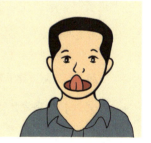

舌头前后运动，将舌头　　　舌头左右运动，舌头　　　舌头上下运动，来回
吐出再缩回，重复2遍。　　来回接触嘴唇的左右两　　舔上下嘴唇，重复2遍。
　　　　　　　　　　　　　端，重复2遍。

脸颊运动

鼓腮和吸腮。

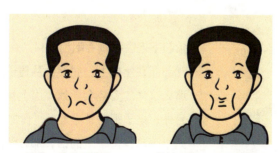

鼓气，让脸颊膨胀。　　　快速吸腮，让脸颊凹陷。

以上两个步骤重复2遍。

进餐时的姿势与辅助

使用餐桌用餐

自助进餐或辅助进餐时，护理人员都应帮助进餐者保持正确的姿势。

 要点整理

正确的进餐坐姿

了解正确的进餐姿势，辅助进餐时也需注意。移动到餐桌，坐在椅子上进餐时，应该注意坐姿，预防误咽。正确的坐姿有以下3个要点。

○ 双脚踩在地板上，深坐在椅子上
○ 尽可能伸展背部
○ 收起下巴，防止脖子翘曲

另外，当患者出现瘫痪必须接受护理时，护理人员也必须注意患者的姿势。根据患者进餐的节奏辅助进餐。

体验一下 错误的姿势进餐，会导致误咽！

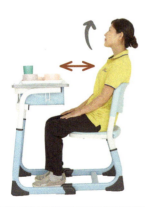

※ 禁忌 ×

抬起下巴会导致吞咽困难！

背部靠在座椅上，屁股会从椅子上滑落下来，那么这样的姿势会导致下巴上扬而吞咽困难。另外，桌子距离身体太远，食物容易洒落。如果深坐在椅子上的话，那么背部肌肉自然会舒展挺直，下巴也会自然的收起。

正确的进餐姿势

使用正确的进餐姿势，食物更容易吞咽，也能够预防误咽。正确的进餐姿势是指"深坐""挺直背部""收下巴"。

与桌子之间的距离

桌子与身体之间保持一拳头左右的距离。

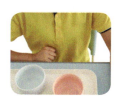

桌子的高度

手放在桌子上时，手肘呈90度，这样的桌子高度十分适宜。

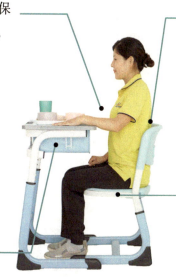

深坐

背部靠在椅子靠背上，能够保持身体稳定。进餐时，如果身体稍微向前倾有利于吞咽。

椅子的高度

深坐在椅子上时，双脚能够很好的接触到地面，这样的椅子高度十分适宜。如果双脚无法接触地面，则需要放置一些脚踏台进行调整。

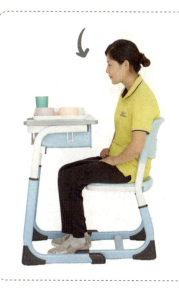

※ 禁忌 ×

身体过度向前倾会容易感到不适！
用餐时，身体过度向前倾会压迫腹部，导致无法顺利进餐，并且会加重腰部的负担，也即有可能导致食物进入气管，而发生误咽的状况。
如果桌椅的高度结合用餐者的情况的话，也能够改善其用餐姿势。

坐在用餐者旁边辅助其用餐

当患者有瘫痪等症状时，自助用餐十分困难，所以必须要有护理人员的辅助。护理人员应时刻铭记，要辅助患者慢慢享受用餐。

①坐在患者旁边

护理人员：坐在患者旁边，稍微倾斜面对餐桌，与其交流。

患者：使用正确的进餐坐姿。（请参照P39）

xx女士/先生，接下来要用餐啦。请看一下今天的菜，看起来很好吃，闻起来也很香呀。接下来慢慢享用哦。

> **注意！**
> 先交流再开始进餐，这一点十分重要。让进餐者运用五个感官充分感受美食，使其享受用餐。

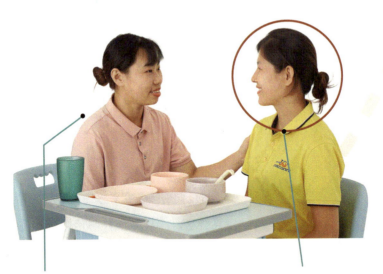

确认：是否能看到用餐者喉咙？

为了确认进餐者的进餐动作（闭嘴咀嚼，吞咽），护理人员坐的位置，必须保证能够看到进餐者面部和喉咙。

确认：眼睛是否完全睁开？

观察交流后患者的反应，确认患者眼睛是否完全睁开（清醒）。

由于这一步骤是吞咽的"先行期"，所以让患者好好认识一下接下来要吃的食物，这点很重要。

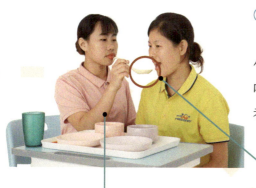

②由下至上将饭菜喂入患者口中

护理人员：每次饭菜分量大约一勺（用筷子的时候同样多次少量地夹喂饭菜），由下至上将勺子移动到患者嘴边。

确认：每次喂送的分量是否合适？

一次送入患者口中的饭菜分量与患者状态相关。"大约一勺的分量"只是参考标准。要确认患者状态来选择合适的分量。

注意！
如果能按自己平时吃饭时移动勺子或筷子的姿势来给患者送喂饭菜，患者吃起饭来会更加方便。

注意！
将饭菜喂送进患者口中后，要与患者交谈，让患者好好咀嚼口中的饭菜。咀嚼有助于患者吞咽饭菜。

③往斜上方轻轻抽出勺子

护理人员：将勺子从患者口中拿出时，要往斜上方轻轻抽出。这样能让饭菜自然地留存在患者口中。

确认：患者是否将饭菜咀嚼后才吞咽？

仔细观察患者的嘴巴和喉咙，确认患者是否吞下了饭菜，之后再喂送下一勺饭菜。

要好好咀嚼品尝之后再吃下去哦。

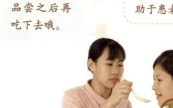

站着从上往下给患者喂送饭菜容易导致患者误咽食物！

这种喂法会让患者抬高下颚，难以吞咽食物，容易导致患者呛食。除此以外，面对面伸出勺子或筷子喂送饭菜会给患者带来压迫感，让患者无法安心进食。

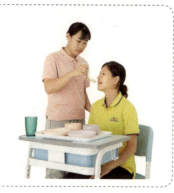

护理技术 Plus　**饮食护理用品**

筷子、刀叉、用餐器皿

有各种专门设计来方便手部不灵活的人使用的餐具。可以根据患者的具体状况来选择握柄大小、弯曲度合适的餐具。

方便取出的勺子和叉子

勺头、叉头的深度和大小较大，方便从桌上各种餐具当中取出。

方便抓握的可弯曲勺子和叉子

可将勺柄、叉柄弯曲成方便患者使用的角度。握柄处的海绵的粗细会随着握力的变化而变化。

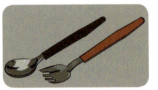
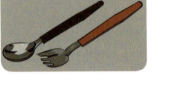
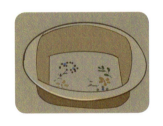
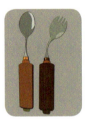

带有辅助握柄的筷子

硅树脂握柄（可拆卸）能让患者像用夹子般使用筷子，方便患者夹取饭菜。

方便用勺子取食物的用餐器皿

器皿内侧有凸起，用勺子进食时能够将饭菜掏干净。

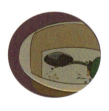

有握柄的鸭嘴壶

可用于给患者喂茶喂热水，也可以用于给患者喂流质食物。

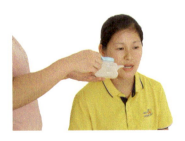

使用例子

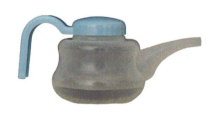

PART **4**

日常起居护理

在护理工作中，患者需要护理最多的情况就是日常起居。本章将学习日常起居护理的具体方法，包括如何将患者摆放在床上，站、坐、卧时的辅助摆放等。

1 日常起居护理的准备工作

了解人的基本姿势

要支援患者的日常生活，改变姿势和移动的护理是有必要的。首先，我们来了解人的基本姿势。

 要点整理

生活中的姿势在"站""坐""躺"中切换

人在生活中会采取各种各样的姿势。姿势也叫做体位，改变姿势也叫做"体位变换"。人的基本姿势大致分为三种：

○ 站（站位）　　　　○ 坐（坐位）　　　　○ 躺（卧位）

○ **站位**

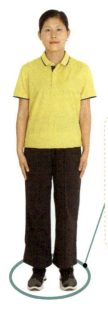

站得笔直的姿势

注意！
稳定性取决于脚站立的宽度。例如两脚并拢摆出立定的姿势，支撑面就会变窄，无法站稳（参照P2）。

○ **坐位**

椅坐位
坐在椅子上的姿势。双脚踩在地板上，骨盆笔直立起。

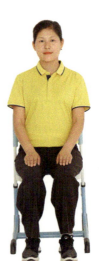

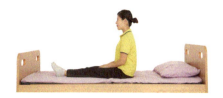

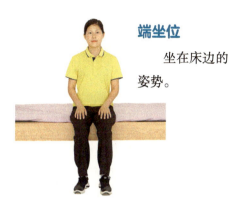

端坐位

坐在床边的姿势。

长坐位

双腿向前伸直放在床上、被褥上坐下的姿势。

○ **卧位**

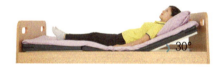

斜卧位

床铺向上倾斜30°左右。

斜卧位（半坐位）

床铺向上倾斜45°左右。在床上进食时经常使用这个稳定姿势。

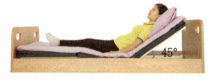

仰卧位

向上仰卧的姿势。

支撑面较宽、较稳定，常在睡眠时和安静时使用，也叫做背卧位。

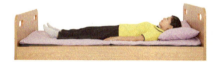

腹卧位

俯卧躺下的姿势。

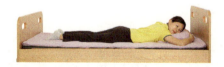

侧卧位

朝向侧边躺下的姿势。

右半身朝下叫做右侧卧位，左半身朝下叫做左侧卧位。

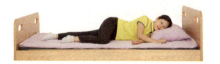

045

改变睡眠姿势

曲起单膝朝向侧面

从仰卧到侧卧的体位变换就是所谓的"翻身"动作。在护理中，翻身是重要的体位变换之一。

要点整理

三个连动动作辅助身体转动

翻身的动作解析，以下三个连动是要点。

- 手臂交叠→上面的肩胛骨（肩）更易转动
- 膝盖曲起→骨盆（腰）更易转动
- 转动骨盆→让上半身转动

通过放倒膝盖让骨盆（腰）先转动，然后通过脊柱抬起肩胛骨（肩），转动上半身。这些动作通常情况下在无意识中完成，健康的身体常省略这些动作。可以自己试着来动一下。

①手臂交叠在胸前

保持仰起（仰卧位）状态，手臂交叠在胸前。

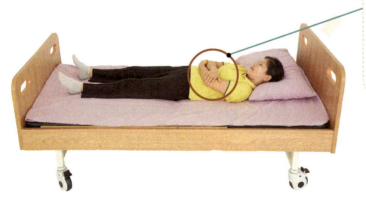

> **注意！**
> 朝向侧面（侧卧位）时，以"下方的手臂放在下面，上方的手臂放在上面"的形式交叠手臂。

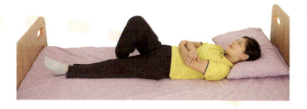

②单膝曲起

朝向侧面时，曲起上侧的那一边的膝盖。膝盖曲起，骨盆（腰）的转动也更容易。

③单膝放下

把曲起的膝盖放下的同时转动腰部（A）。膝盖放下后骨盆自然转动（B）。

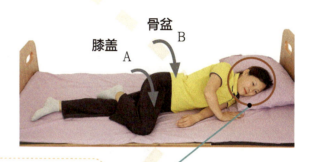

骨盆

膝盖 B

A

注意！
面部要配合骨盆的转动朝向侧面。改变身体朝向时，自然动作的基本原则是以面部为导向。

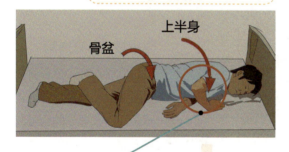

上半身

骨盆

④转动上半身

骨盆转动的同时肩膀上抬，上半身自然转动。

注意！
上侧的手压在被褥上，使身体稍微抬起，下侧的肩膀向后抽出。

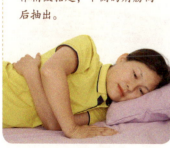

⑤动作完成

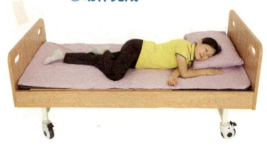

让患者双膝曲起朝向侧面

朝向侧面的体位变换常用在褥疮的预防和更换尿布等场合中。活用基本动作，学习负担更小的体位变换方法。

① 与患者交谈

xx先生/女士，现在要把你的姿势调整成朝向我这边的侧卧。

护理人员：站在患者要朝向的侧面（侧卧位），与患者进行眼神接触和交谈。

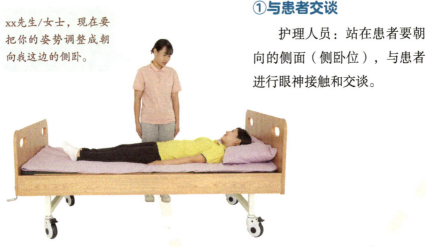

② 手臂交叠在胸前

现在要把你的手臂交叠在胸前哦。

护理人员：把患者的手腕交叠在胸前。朝向侧面时，以"下方的手臂放在下面，上方的手臂放在上面"的形式交叠手臂。

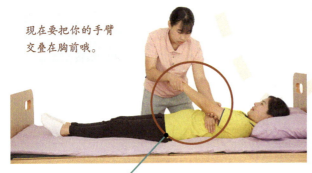

注意！
握住手臂时，可以两个关节（手腕和手肘）从下方支撑着握住，以减轻对患者关节造成的负担。

护理人员的注意事项

基本动作是仅曲起单膝，但辅助患者时两膝都要曲起。在瘫痪或者膝盖疼痛等情况时也可以只曲起一侧膝盖。

③两膝曲起

护理人员：双手提起患者的膝窝向上抬。让脚后跟靠近臀部，使膝盖尽可能抬高。

现在要抬高膝盖哦。

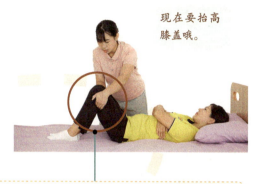

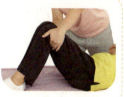

注意！
护理人员要站在面朝患者的脚的地方。将患者的膝盖拉向护理人员的肚脐，而不是向上拉。

请把脸朝向我这边。

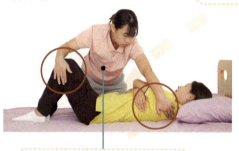

注意！
站在患者的重心和护理人员的重心（互相在肚脐附近）交叠的位置，双腿张开让姿势稳定。

④转动身体

护理人员：手放在患者的膝盖和肩胛骨上，先把膝盖压向跟前。

患者：通过把脸朝向翻身的一侧，让其意识到之后的动作。

⑤朝向侧面的姿势完成

护理人员：在患者的姿势稳定下来之前手不能放开。最后，要确认患者的身体状况。

已经朝向侧面了。有哪里觉得不舒服吗？

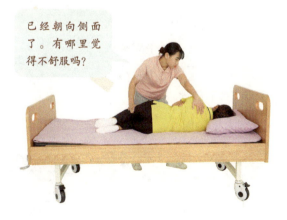

让患者钟摆式水平移动

经常会有需要把患者从床中央移动到床沿的情况，在这里，将通过学习活用"钟摆原理"，不需要很大的力气就能移动患者的方法。

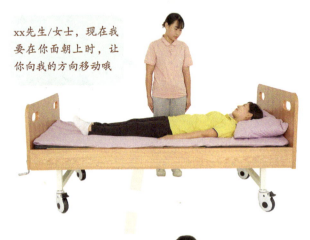

xx先生/女士，现在我要在你面朝上时，让你向我的方向移动哦

①与患者交谈

护理人员：站在患者要移动的方向，与患者对上视线，进行交流。

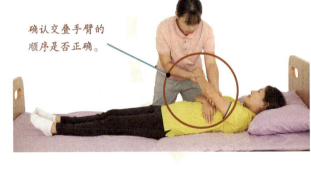

确认交叠手臂的顺序是否正确。

②手臂交叠在胸前

护理人员：把患者的手臂交叠在患者胸前。

水平移动身体后，让患者采取面向侧面的姿势（侧卧位）时，预先按照"下方的手臂放在下面，上方的手臂放在上面"进行交叠。

③把手放在肩下

护理人员：把手臂插进患者脖子下的空隙，用手掌支撑肩胛骨。

注意！护理人员用手肘内侧部分支撑护理人员从脖子到后脑勺的部分。

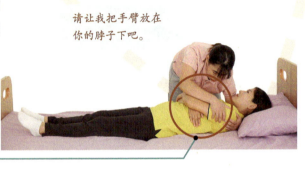

请让我把手臂放在你的脖子下吧。

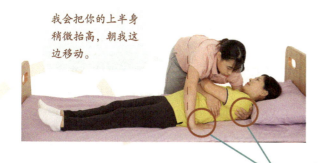

我会把你的上半身稍微抬高，朝我这边移动。

④拉近上半身

护理人员：撑在床上的手臂垂直竖起，稍微抬起患者的上半身，拉向自己跟前。

撑在床上的手臂成为支柱，下面的手像摆钟一样摆动。

注意！
用下面的手支撑患者的肩胛骨，同时撑在床上的手要与患者身体平行，以稳定其身体。

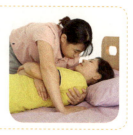

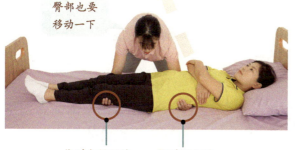

臀部也要移动一下

⑤拉近下半身

护理人员：手插进患者的腰和大腿下面，把患者往跟前拉近。

找到大腿下的大腿骨并抓住　　找到腰下的髂骨并抓住

注意！从侧面看看⑤的动作。护理人员要把腿横向张开，扩大支撑面。两膝靠在床前，将这里作为支点使用"杠杆原理"。通过腰部下沉来移动患者，而非使用手臂的力气。

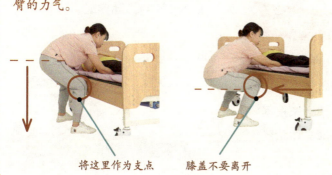

⑥动作完成

护理人员：调整患者的姿势。最后确认患者的身体状况。

将这里作为支点　　　膝盖不要离开

让患者按肩、腰的顺序水平挪动

这种方法可以让护理人员水平移动患者，而不需要把手臂放在患者身体下面。将上半身、下半身分别移动，所以对于护理人员来说是负担较小的方法。

①与患者交谈并交叠手臂

"让患者钟摆式水平移动"与P50①②相同。

②抓起肩膀抬向侧面

护理人员：两手支撑患者的肩，将上半身向侧方抬起，使其面向水平移动方向。

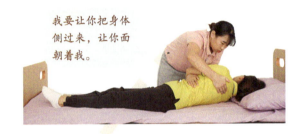

我要让你把身体侧过来，让你面朝着我。

我会一下子把你身体转过来。

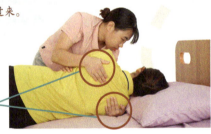

注意！
要抓住患者两边的肩胛骨。

③把下侧的肩膀拉向跟前

抬稳后，将支撑肩胛骨的下侧的手拉向自己。

护理人员 的 注意事项

由于肩部和臀部的扭转运动，有些患者可能会感到别扭或不舒服。请大家根据患者的麻痹状态和身体状况来灵活使用。

④上半身的移动完成

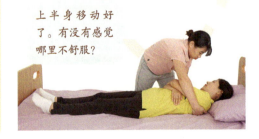

上半身移动好了。有没有感觉哪里不舒服？

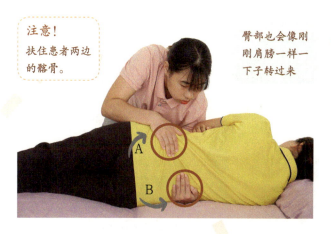

注意！
扶住患者两边的髂骨。

臀部也会像刚刚肩膀一样一下子转过来

⑤扶住腰部挪动

护理人员：两手支撑患者的腰（髂骨），面朝水平移动的方向把臀部向横扶起（A）。扶稳后，把支撑髂骨的下侧的手拉到跟前。

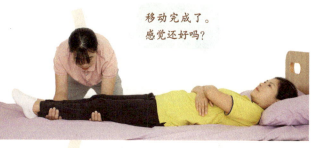

移动完成了。感觉还好吗？

⑥水平移动完成

护理人员：调整患者的姿势。最后确认患者的身体状况

使用"滑动垫板"

通过在患者身体下方垫好"滑动垫板"，会更易滑动，能够轻松移动身体。

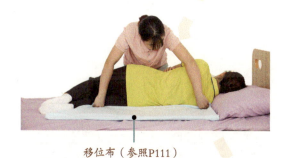

移位布（参照P111）

①铺好移位布

把患者的身体朝跟前放倒，在身体下方垫好滑动垫板。

②将身体拉向跟前

扶好患者的肩胛骨和骨盆，并拉向跟前。

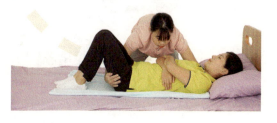

抱起身体移到枕头上

睡眠时可能会出现头从枕头上滑落下来、身体向下滑的情况。来学习灵活利用患者的力量、没有负担地抬起护理人员身体的方法。

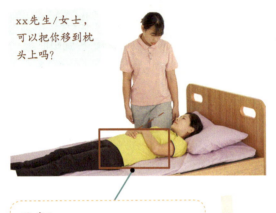

xx先生/女士，可以把你移到枕头上吗？

①单膝跪在床上

护理人员：和患者交谈获得同意后，单膝跪在床上。

患者：让其保持仰面状态（仰卧位）把手臂放在胸前。

注意!
把患者的上半身比作长方形，护理人员的大腿应该在其对角线上。把膝盖放在能碰到患者肩膀的距离。

②抱住上半身

护理人员：手插进护理人员脖子下方，用手掌支撑肩胛骨。

注意!
另一只手抓住患者的手肘并压向身体。这时把手指牢牢放在手臂上。

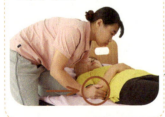

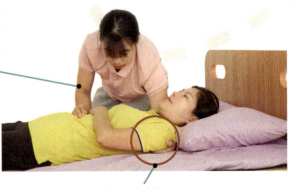

手指放在患者的腋下。

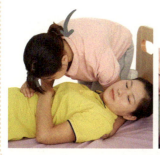 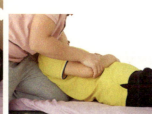

注意!

护理人员夹住腋下、先弯腰,然后身体呈前倾的姿势,然后用反作用力将身体沿着对角线往上拉。

③抬高患者的身体

护理人员:抱紧患者的上半身,将其抬高到护理人员的膝盖上方。

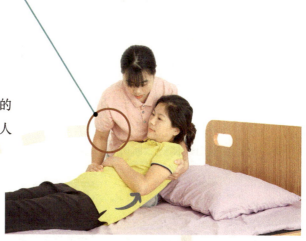

枕回到枕头上了,有没有不舒服的地方?

④动作完成

护理人员:将患者从膝盖上方平移至枕头,调整好卧姿,最后确认身体状况。

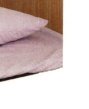

3　起身

患者独自起身坐在床边（左侧有偏瘫时）

　　这一部分将学习帮助单侧偏瘫患者时轻松起床的方法。一起来看看从仰卧的姿势到起身到坐在床边的动作。

要点整理

侧身、先落下脚、将手腕作为支撑

　　如果身体健康，可以以手脚伸展着的仰卧姿势、用腹部肌肉发力起身。但是如果出现偏瘫，肌肉力量下降，直接起身会很难，注意以下三点非常重要。

○ 先转向侧边（侧卧位）
○ 脚先下床
○ 用健康侧（无偏瘫的一侧）的手腕作为支撑点起身

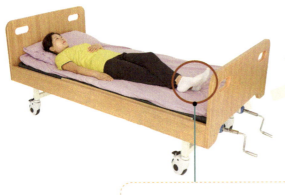

①让脚滑进去

　　从仰面姿势开始，用健康侧的脚去抬起患侧的脚。

注意！
把健康侧的脚从患侧的膝盖下侧开始，伸入疾患侧小腿下方，使双腿交叉。

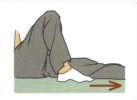

②移动脚

用健侧的脚舀着患侧的脚移动到床边。

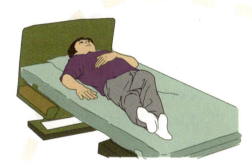

③侧身

用健侧的脚舀着，膝盖稍微弯曲，身体转向侧面。

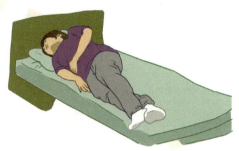

④抬起上半身

两脚从床上放下，用健侧的手臂抬起上半身。

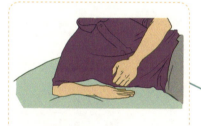

注意！
用掌心紧紧地按着床，抬起上半身。

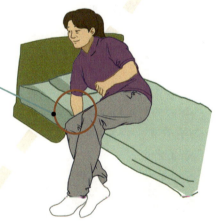

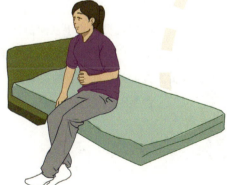

⑤坐起身

保持身体姿势稳定。

辅助患者起身坐在床边

> 灵活运用基本动作，摸索对患者和护理人员双方负担都较少的护理技巧。患者出现偏瘫时，先将身体侧卧，无偏瘫的一侧在下，然后起身。

xx女士/先生，现在帮您坐在床边，可以吗？

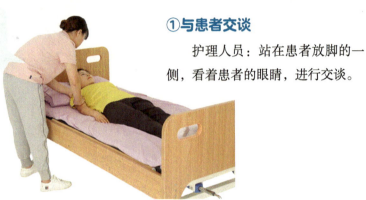

①与患者交谈

护理人员：站在患者放脚的一侧，看着患者的眼睛，进行交谈。

②手臂交叠放在胸前

护理人员：把患者的手上下搭在其胸前位置。

确认：上下两只手有没有重合？

侧卧的时候是否是保持"向下的手臂在下，向上的手臂在上"的姿势。

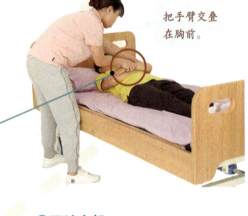

把手臂交叠在胸前。

现在要把膝盖抬起来。

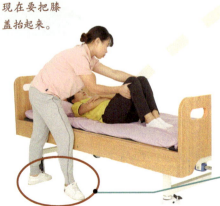

③两膝立起

护理人员：将手从两侧伸入患者的膝盖下方，把膝盖立起拉向护理人员。拉近并立起膝盖的关节。

参照P49③的"注意"

注意！
护理人员打开双脚扩大支撑面，将膝盖靠在床边以稳定身体。

麻烦您朝向
我这边。

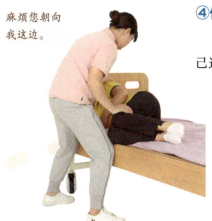

④使身体朝向侧边

护理人员：让患者的膝盖倒向自己这边，使其身体呈侧卧姿势。

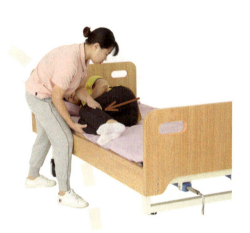

⑤使膝盖靠近

护理人员：把患者的膝盖尽量拉到床边并贴着自己的膝盖。

⑥抬起上半身

护理人员：抱住患者的肩胛骨和双腿，抬起其上半身。

患者：收起下巴，用下面的那只手肘撑着床抬起上半身。

脚放下来的同时上半身也要起来哦，预备：一、二、三，起来了哟!

注意!
以护理人员的膝盖为支撑点，抬起患者的上半身，此时右手要紧紧抱住患者的双腿。

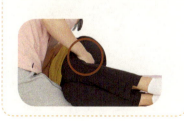

⑦起身端坐动作完成

护理人员：直到患者的姿势稳定为止不要松开手。最后，确认身体状况。

患者起身后独自伸腿坐

偏瘫出现在左边的情况

学习从仰卧的姿势起身，在床上伸直腿坐下的系列动作。在动作分析中，来重点看一下患者头部的轨迹。

要点整理

注意侧卧姿势、头的移动轨迹

不是从仰面姿势（仰卧位）那样直接起身，而是"先起身然后坐在床边"（参照P56-57），重要的是先换成侧卧位的姿势。起身时有以下两个关键点：

○ 起身前变成侧躺（侧卧位）

○ 起身时头部自然伸出床外随身体转动

此外，请注意起身时膝盖收起来的方式以及腿的动作。为了在床上伸直腿坐下（长坐位），起身后要伸直膝盖。

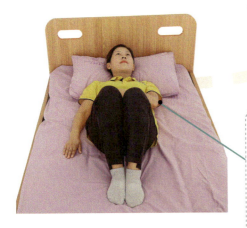

①曲起双膝

从伸直手脚的仰卧姿势开始，一只手臂放在胸前，立起双膝。

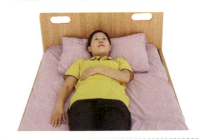

注意！
把朝向侧边时放在上面的手放在胸前，把放在下面的手在床上伸直。

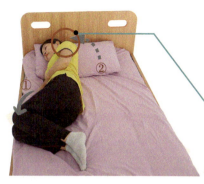

②转向侧边

双膝放倒，转向侧边（侧卧位）。

注意！
双膝弯曲后自然抬起肩膀，这样
会更容易朝向侧面。

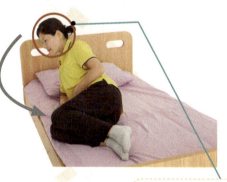

③手掌撑起上半身

身体转向侧面之后，用
朝下的手腕前端（从手肘到
手）紧靠着床板，然后手掌
撑住床面起身。

注意！
头部伸出床外，随着身体
转动帮助坐直上身。

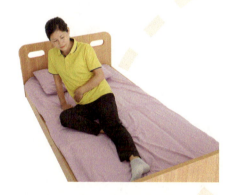

④将腿伸直

下面的腿要保持屈膝状
态抬起，上半身完全坐直后
再伸直膝盖。

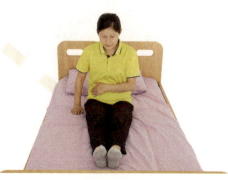

⑤动作完成

稳定住姿势。

辅助患者起身伸腿坐

辅助患者从仰面姿势开始起身，在床上伸直腿后再坐下。灵活利用基本动作，尤其是抬起身体时要注意患者的头部位置。

xx先生/女士，现在帮您从床上坐起来，可以吗？

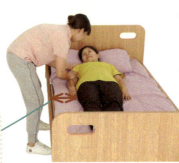

①交谈方式

护理人员：身体对着床，朝前方站立，看着患者眼睛进行交谈。

注意！
护理人员要提前预设扶起患者上半身时其头部要伸出床外的情况，此时护理人员要空出适当的距离站立。

②把手腕放在胸前

护理人员：把患者的左侧手臂（侧躺时摆在上面的那只手）放在胸上。

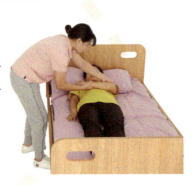

③把手放到肩部下方

护理人员：把手伸入患者的脖子下方，用手掌支撑肩胛骨。

我稍后会用手臂从脖子后面托住肩膀帮您坐起来哦。

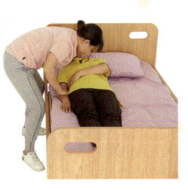

注意！
护理人员双腿左右分开，腰部下沉到床的高度。将手肘压在床上，这样就可以轻松地将手臂伸得更深。从患者的脖子到后脑勺的部分由护理人员的手肘内侧支撑。

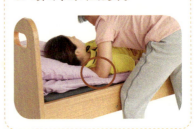

④把手放在患者的手臂上

护理人员：按住患者的手臂，以护理人员的手肘为支撑点利用杠杆原理使上半身朝向侧面。

> 马上就要起身了哦，先帮您朝向我这边。

注意！
护理人员把患者的手臂稍微拉远身体，轻轻地按住其手肘部分，单腿与床保持平行，脚尖朝向重心方向移动。

注意！
在抬起上半身时，引导患者像画弧线一样将头部伸出床外。

⑤抬起上半身

护理人员：以患者的手肘为支撑点抬起上半身。

> 将头部伸出床外再起身哦。

> 起身了，有头晕之类的症状吗？

⑥动作完成

护理人员：患者的姿势稳定后才可以松开手。最后，确认其身体情况。

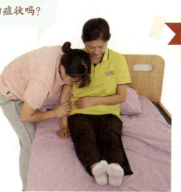

护理人员的注意事项

从躺在床上的姿势起身时，也会有因为血压低而头晕眼花的患者，因此要仔细观察和多询问患者的情况，预防跌倒事故。

063

4 躺下

患者独自在床边仰面躺下（右侧有偏瘫时）

来看看从坐在床边到身体仰面躺下的身体变换，学习解决出现单边肢体偏瘫时的基本动作。

要点整理

注意指尖的朝向和摆放身体的顺序

要从坐在床边的姿势变成仰卧的姿势，就要让身体朝向侧面躺下。这时，正确摆放躺下那一侧的手以及使身体着床的顺序非常重要。

○ 手掌平置于床面，指尖朝向自己的身体
○ 手肘、肩和头部依次按顺序靠到床上

如此一来，身体躺下后变成仰面姿势时，头部自然地睡在枕头上，身体呈笔直状态。

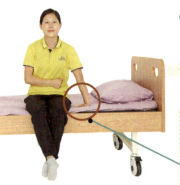

① 身体坐在床边

身体躺下那一边的手要先以正确的朝向放在床上。健侧（左）脚挂在患侧（右）脚上。

注意！
先将指尖朝向自己的方向。放在床上的手就是躺下时的支撑点。单侧偏瘫的情况下，横卧时记得要把没有偏瘫的健侧放在下面。

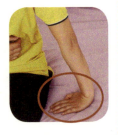

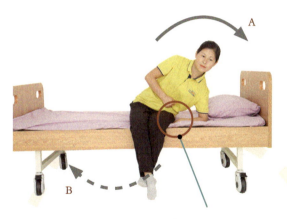

手的位置保持不动

②用手肘支撑着

用手肘撑着时，上半身慢慢往下躺（A），健康侧的脚绊着疾患侧的脚往上抬（B）。

③肩部支撑

肩碰到床时，上半身先躺下。

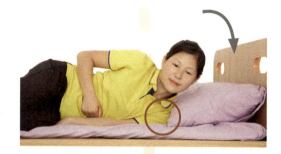

④侧躺变仰躺

头放到床上后，转动身体换成仰躺的姿势。

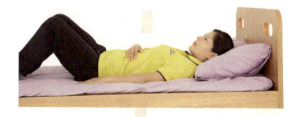

⑤动作完成

伸直腿，使仰躺姿势保持稳定。

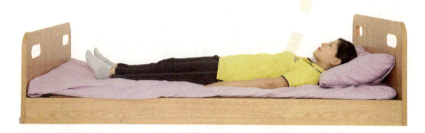

辅助患者从床边仰面躺下（右侧有偏瘫时）

帮助患者从坐在床边转换成仰躺的姿势，引导患者按动作步骤变换身体姿势是非常重要的。

①与患者交谈

护理人员：站在患者的斜前方，看着患者的眼睛进行交谈。

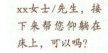

xx女士/先生，接下来帮您仰躺在床上，可以吗？

确认：健康侧的手是否放在床上？

原则上身体要往没有偏瘫的一侧躺下。确认患者没有偏瘫的手放在床上，稳定地坐下。

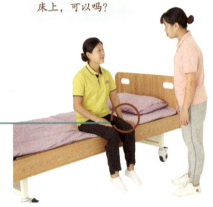

②让患者改变手的朝向

护理人员：双腿前后张开保持身体稳定

患者：要躺下身体一侧的手以正确的方向摆放在床上。

注意！
让患者的手指朝向其身体的方向。护理人员把自己的膝盖靠在床上保持稳定，然后支撑着患者的身体使其躺下。

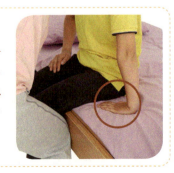

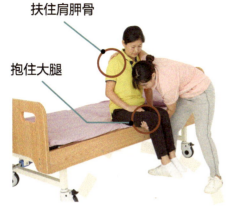

扶住肩胛骨

抱住大腿

现在要帮您先是手肘再肩膀，最后头部的顺序侧卧在床上，可以吗？

③支撑身体

护理人员：一只手绕到患者的肩部抱住其肩胛骨，另一只手从膝盖后面抱住大腿。

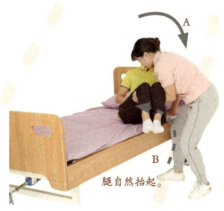

A

B

腿自然抬起。

④ 让患者用手肘撑着

护理人员：用手支撑着患者要躺下去的上半身，另一只手抱着腿部辅助脚的移动。

患者：手肘撑在床上后（A），腿自然地抬起（B）。

注意！
我们来观察一下④的时候患者的手。在床上的手的位置保持不变，通过手肘支撑使下半身自然躺下。

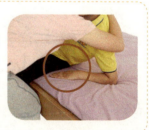

⑤把腿放在床上

护理人员：患者的肩靠在床上后，把其腿部放到床上，然后使身体朝上。

⑥动作完成

护理人员：让患者伸直腿，调整好姿势。最后确认身体情况。

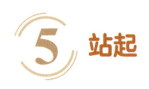

5 站起

患者独自以弯腰的姿势从椅子上站起

站立这一动作在日常生活的各种场合是必要的，在这一环节，我们来学习从椅子上站立起来的基本动作。

要点整理

注意坐的位置、脚的位置和重心的移动

站起来时，以下三点是关键。

- 臀部往前挪
- 把腿放在容易站起的位置
- 像鞠躬一样采取前倾的姿势（重心移动）

身体健康时不注意以上这些要点也可以站起，所以被忽略的情况有很多。但是在辅助患者站起时，要善于利用这些动作辅助患者完成站起的动作。

①坐稳

确认站立起来之前稳定的坐姿。

背靠在椅背上

下半身坐满椅子

双脚紧贴地板

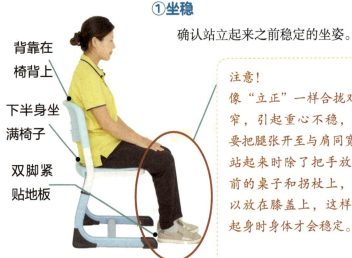

注意！
像"立正"一样合拢双脚的话，支撑面会变窄，引起重心不稳，因此要把腿张开至与肩同宽。
站起来时除了把手放在身前的桌子和拐杖上，也可以放在膝盖上，这样弯腰起身时身体才会稳定。

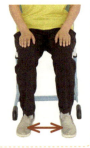

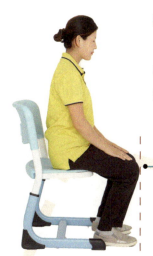

②臀部往前挪

浅坐，脚稍微移动一下放到便于站起来的位置。

注意！
脚伸到身体前面站立会变困难，因为过度牵引会导致身体失衡。从侧面观察可以发现，在膝盖和趾尖重合线的垂直位置最为合适。

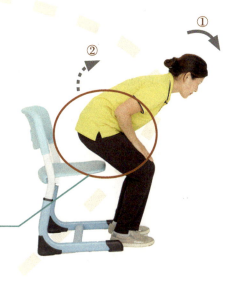

③向前弯腰

像鞠躬一样弯腰。

注意！
由于做前倾动作，人的重心会前移，屁股会自然地突出来。

④起身

上半身起来的同时伸直膝盖，由前倾姿势变成伸直腰部。

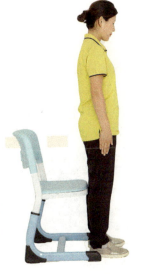

⑤动作完成

伸直腰背，以重心线在支撑面上的稳定姿势站立。

从旁边辅助患者站起 （左侧有偏瘫时）

患者轻微偏瘫时，通过少量协助即可使其站立的情况下，使用在旁边扶住身体的方法。注意用基本动作来引导患者。

①蹲下来和患者交谈

护理人员：看着患者的眼睛进行谈话。

患者：保持坐满椅子的端坐状态。

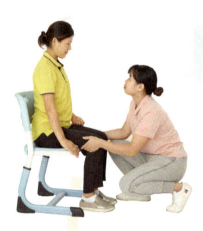

xx女士/先生，接下来帮您站起来，可以吗?

②调整坐的位置

护理人员：站在患者健康侧（左）的偏斜前方。

患者：背离开椅背，身体浅坐在椅子上。

拖动双脚，将脚打开。左侧这边我会帮你的。

确认：脚的位置是否适当?

确认患者的双脚是否伸开至与肩同宽，是否放至便于站起来的位置。

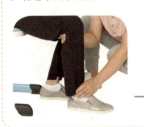

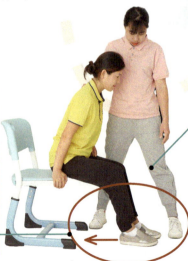

注意!

护理人员站在患者的疾患（左）侧，不仅可以预防这边身体失衡时发生跌倒，而且也能确保留给健康侧自由活动的空间。

③手放到肩和膝盖上

护理人员：手放到患者的肩（健康侧的肩胛骨附近）和疾患侧的膝盖上，使其重心往前移动。

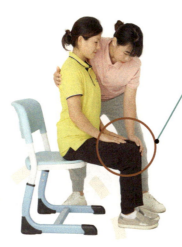

注意！
通过把手放在偏瘫一侧的膝盖上以防止起立时膝盖支撑不住。

现在要往正常脚的一边像鞠躬一样起身哟。一、二、三，起！

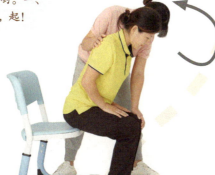

④身体前倾并站立起来

护理人员：让患者像鞠躬一样身体前倾，然后伸直膝盖和腰背站立起来。

注意！
通过引导患者做前倾动作，其头部低下来，就可以轻松地站起来。

有感觉到头晕眼花吗？能平稳站立吗？

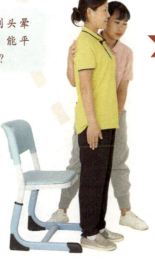

⑤动作完成

护理人员：在确保患者的姿势稳定之前都不要松开手。最后，确认身体状况。

护理人员的注意事项

患者能明白接下来要做的动作和为了支撑住骨骼所做的接触，谨记这两点来进行引导非常重要。注意辅助是让患者清楚自己身体的移动不是被动移动，而是让其感觉是自主移动。

抱住患者使其站起（左侧有偏瘫时）

患者会因为站起动作不稳定而发生跌倒等风险，所以要采用从正面抱住其身体完成站立动作的方法。注意基本动作，辅助其完成站立动作。

①蹲下来和患者交谈

护理人员：与患者目光对视，进行交谈。

患者：保持深坐的状态。

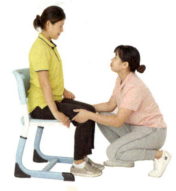

xx女士/先生，请您抓着我的手一起站起来。可以吗？

注意！
用双手支撑患者的腰部（髂骨）使其移动，这样患者的身体动起来比较容易。此外，通过先往前挪动健侧的腰，患者的姿势会稳定。

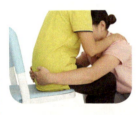

②臀部往前挪动

护理人员：用双手支撑患者的腰（髂骨），按从健侧（右）到患侧（左）的顺序往前挪动使其靠近自己这边。

患者：双手搭在护理人员的肩上，身体微前倾。

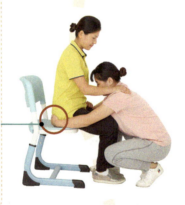

把脚放在便于您站起来的位置吧。

③调整脚的位置

护理人员：让患者的脚放在容易站起的位置上。

确认：脚的位置适当吗？

确认患者的双脚打开至与肩同宽，放在容易站起来的位置上。

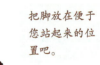

④抱住患者

护理人员：要站在患者面前，脸靠到患者的患侧（左），抱住患者。

护理人员上面的手护住健侧的肩胛骨。

下面的手护住患侧的腰。

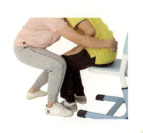

xx女士/先生，请您抓着我的手一起站起来。可以吗？

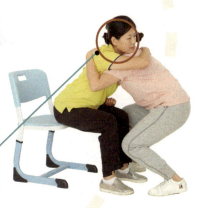

⑤让患者身体前倾站起来

护理人员：让重心落在患者健侧的脚上，使其做鞠躬动作。

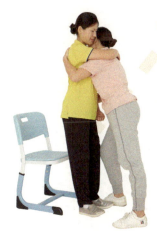

⑥支撑患者站起

护理人员：注意站立起来的基本动作，让患者从鞠躬姿势开始抬起上半身。

⑦动作完成

护理人员：在确认患者身体稳定之前都不要放开手。最后，确认其身体状况。

6 坐

患者独自弯腰坐到椅子上

"坐"在日常生活中是必不可少的动作。重心要如何移动呢？在这里我们先确认"坐在椅子上"的基本动作。

要点整理

弯腰以便坐满椅子

护理的时候，辅助患者坐满整张椅子，以便患者稳定坐好。坐的动作中最重要的一点在弯腰这一动作。

○ 像鞠躬一样变成前倾姿势（重心移动）

坐的时候和站的时候一样，记得像鞠躬一样身体前倾，这样就可以自然地坐满整张椅子。不前倾直接坐下的话会只坐了椅子的一小部分。我们来确认一下基本动作。

①站在椅子前

脚打开至与肩同宽，以稳定的姿势站立。椅子和膝盖的背面尽可能地靠近。

注意!
选择膝盖和坐面高度持平的椅子，这样可以确保稳定地坐下。

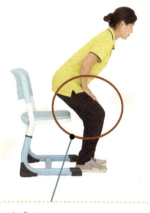

②**身体向前倾**

　　像鞠躬一样身体前倾，缓缓沉下腰部。

③**动作完成**

　　调整姿势，背靠椅背坐稳。

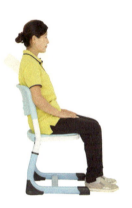

注意！

因为身体前倾重心往膝盖方向移动，所以容易失去平衡，双手放在大腿或者抓住椅子表面使身体稳定。

护理人员的注意事项

　　出现偏瘫或者肌肉力量减弱的情况，骨盆会因无法保持正确位置而导致身体左右不平衡。甚至可能出现骨盆后倾造成斜坐的姿势。这是坐在轮椅上的老年人常见的典型坐法，有必要进行护理。

　　以不良的姿势持续坐着的话，会引起血液流通不畅、容易从椅子上滑下来。要灵活使用坐垫，让患者的骨盆回到正确的位置上。

骨盆后倾的坐法

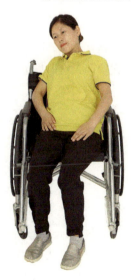

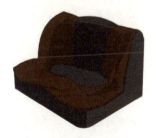

固定座位的坐垫

坐垫的使用方法

为确保座位稳定，有专门使用的坐垫，但是普通的坐垫也可以代替。垫坐垫的关键是要使骨盆回到正确的位置。

从正面抱住患者让其坐下（左侧有偏瘫时）

患者出现偏瘫的情况时，要采用从正面抱住其身体并使其坐下的方法。掌握基本动作的要点来引导患者。

xx女士/先生，坐在椅子上，可以吗？

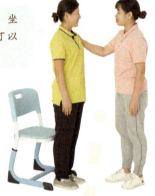

抓住肩胛骨

①在椅子前交谈

护理人员：站在患者的患侧（左），目光相对，进行交谈。

患者：以膝窝碰到椅子的距离站立。

②抱住患者

护理人员：前后打开双脚使身体保持稳定，要把脸放到患者患侧的肩上再抱住。

患者：健侧的手环绕在护理人员的肩上。

请把你的左/右手（健侧）放到我的肩上并抓好。

注意！

来观察一下②里护理人员右手的位置吧。记得抓住患者患侧的髂骨。

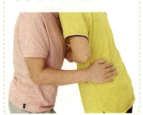

弯腰坐下吧。

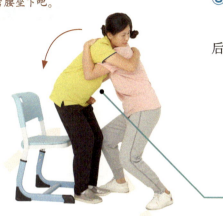

③按住腰使其坐下

护理人员：膝盖弯曲，重心稍往后移，这样患者容易做弯腰动作。

患者：弯腰，腰部下移。

> **注意！**
> 按住患者的腰（髂骨）让其坐下。

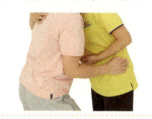

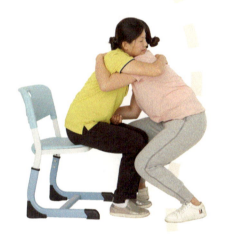

④使其坐满椅子

护理人员：不要松力，直到患者缓缓坐到椅子上下。

要往后多坐一些哦，碰到椅子了吗？

坐着还好吧！有没有感到不舒服？

⑤动作完成

护理人员：手不要松开，直到确认患者的身体稳定。最后，确认身体状况。

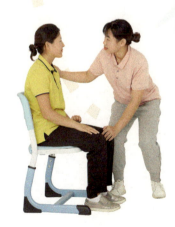

PART 5

移乘护理

在护理工作中，患者需要在各种情况下进行移动和移乘。本章将学习具体的方法，包括如何行走的辅助以及乘坐轮椅的移乘辅助方法等。

① 行走

保持身体平衡前进

> 行走是人类移动时必不可少的基本动作之一，同时也是维持健康生活所必需的动作。本节我们来学习这一连串的动作。

要点整理

理解"行走"是一种复杂的动作

"行走"动作其实是非常复杂的，主要理由有以下两点。

○ 会让支撑面变窄，形成不稳定的站立姿势

○ 必须要保持前后左右平衡的同时前进

身体健康的话，伸直腰迈开腿向前就能走路，但是需要护理时，如出现偏瘫、肌肉力量下降等情况时，身体会往前倾，走路的幅度也会变小。在护理之前，掌握好患者的身体状况和走路方式非常重要。

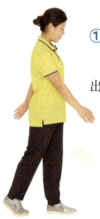

①迈出一只脚

由站立变为迈出一步的姿势。

②迈出另外一只脚

单脚走路时重心会移动。保持身体平衡的同时迈出另外一只脚。重复这一动作，往前走。

侧面扶住患者一起行走（左侧有偏瘫时）

患者自己走路时，为了防止其摔倒，要辅助其前行。注意配合患者走路的步幅和频率。

①站在旁边与患者进行交谈

护理人员：站在患者患侧（左）的偏斜后方。靠近患者那一侧的手轻轻地扶住其腰部，另一只手轻放在其肩上。

xx女士/先生，我扶着您慢慢往前走。

注意！
肌肉力量下降以及有偏的疾患侧容易摔倒，所以护理人员要站在那一侧辅助其行走。

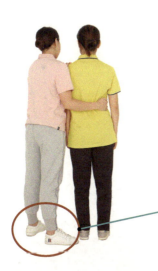

②配合步伐行走

护理人员：看着患者的出脚方向一起走路。

患者：按自己的步伐走路。

注意！
护理人员双脚分开站立，以扩大可以应对前后左右重心移动的支撑面。无论患者在哪个方向失去平衡都能应对，这点很重要。

护理人员的 注意事项

一边观察患者的走路状态一边给予帮助。重要的是要事先预测步行中可能发生的姿势变化，如容易向左还是右倾斜、是否前倾等。在有台阶的地方及走平缓的斜坡的时候，要特别注意。如果有扶手，就鼓励他们使用扶手。

正面扶着患者行走（左侧肢体出现偏瘫）

牵手走路是针对走路不稳的患者所进行的辅助方式的一种，需要一边仔细观察患者的走路状态一边进行辅助。

xx女士/先生，抓住我的两只手臂，我牵着您一起行走吧

注意！
护理人员要用整个手掌护住患者的手肘。护理人员的前臂支撑患者的前臂。

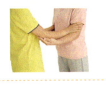

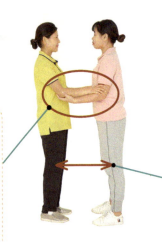

①让患者抓住手臂进行交谈

护理人员：站在患者的正对面。

患者：抓着护理人员的双手站立。

患者和护理人员的距离以患者前臂的长度为准。

来，迈左/右脚（健康侧）。

②护理人员单脚向后拉

护理人员：把与患者健康侧的脚出脚同方向的脚往后挪，等待患者迈出脚。

注意！
将患者重心稍微移向与患者出脚方向相反的一边，这样便于脚往前迈。此处，护理人员要稍微放低自己的右手臂，患者向左倾，进而移动重心。但是，绝对不要拖拽患者的手。

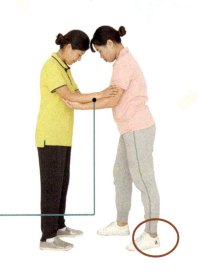

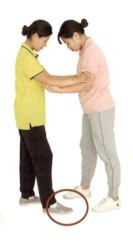

③往前迈出健康侧的脚

患者：往前迈出与护理人员的脚移动方向相同的脚。

脚已经迈出去了，有没有感觉哪里不舒服？

确认：姿势有没有走样？

患者的脚迈出去后，要确认其姿势有没有不稳定，身体有没有异常情况。

④移动疾患侧的脚

护理人员：往后移动另一只脚（A）。

患者：把疾患侧的脚移动到健康侧的脚平行的位置。（B）

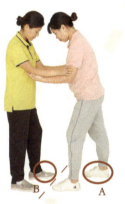

⑤互相重复上述动作

重复②~④的动作，往前走。护理人员配合患者的步伐，支撑其行走。

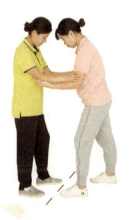

护理人员的 注意事项

如果与患者的距离偏远，患者前倾过度会导致重心前移，跌倒的风险就会增加。因此，用护理人员的手臂支撑患者的全部体重或拉着患者走路的姿势是不正确的。进行辅助时，既要考虑患者的姿势和重心移动，也要注意能让其轻松地伸出脚。

扶住肩膀和腰上下楼梯（左侧有偏瘫时）

外出时无法避免的就是爬楼梯。对需要护理的人来说，上下楼梯是非常麻烦的障碍。了解患者的重心移动并给予帮助吧。

○ 扶着患者上楼梯

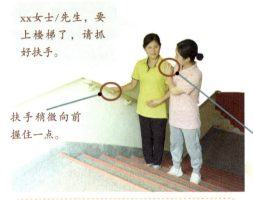

xx女士/先生，要上楼梯了，请抓好扶手。

扶手稍微向前握住一点。

前面的手扶着肩膀。

① 把手放在肩和腰上进行交谈

护理人员：站在患者的旁边（患侧），靠近患者一侧的手放在腰上，另一侧的手放在肩膀上。

患者：正常一侧的手抓好扶手。

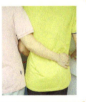

注意！

后面的手扶住患者的腰（髂骨），做好准备，即使身体失衡往后倒下也能扶住。

② 一层一层地走

护理人员：和患者一样同脚同时上楼梯。

患者：先用靠近扶手的脚走上去。

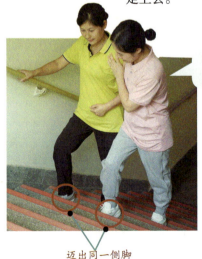

有感觉头晕眼花吗？

确认：有没有姿势走样以及头晕眼花？

每上一段楼梯都要确认患者有没有姿势走样和头晕眼花。配合患者的步伐慢慢上楼梯吧。

迈出同一侧脚

扶着扶手下楼梯

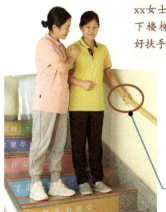

xx女士/先生，要下楼梯了，请抓好扶手。

①手放在肩和腰上

护理人员：站在患者的旁边（患侧）。靠近患者一侧的手轻放在其腰上，另一边手放在肩上。

患者：用正常一侧的手抓好扶手。

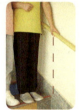

注意！

让患者把手放在扶手的偏前一点、且在下一个台阶中间的位置。往前负重过多会有跌倒的风险，所以要小心。

②先单脚下楼梯

护理人员：先自己放下外侧的脚，然后扶住患者放下外侧的脚。

患者：跟在护理人员后面，放下同一边的脚。

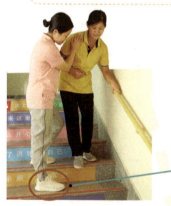

先出外侧的脚。

③放下另一侧的脚

护理人员：配合患者的移动放下脚。

患者：放下靠扶手一侧的脚。

确认：姿势是否稳定？

先确认患者的姿势是否稳定，在其稳定之前都不要放开手。

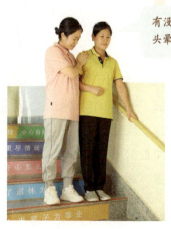

有没有感觉头晕眼花？

拄着拐杖独自行走（左侧有偏瘫时）

拐杖拄在地面的位置以及移动拐杖和脚的顺序不正确的话，不仅无法发挥拐杖的作用，反而会增加跌倒的风险，所以我们先来学习基本动作。

○ 如何选择拐杖的长度

拐杖可以让因为身体出现偏瘫等原因而走路不稳定的患者扩大支撑面，是让姿势和走路稳定的工具。首先，我们来学习拐杖的基本使用方法吧。

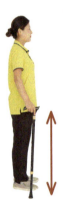

拐杖的长度

穿着鞋子站立，看看拐杖的把手在手腕处的长度是合适的。根据患者的身体状况，适合的拐杖长度会有变化，在购买时调节高度即可。

拄拐杖时的支撑面

健康侧的脚、拐杖、疾患侧的脚这三点围成的部分是支撑面。拄着拐杖走比双脚步行时更宽更稳定。健康侧的手拄拐杖，由拐杖承受身体的重心并辅助移动，便于患者的脚抬起来活动。

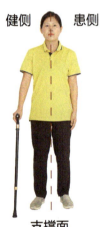

健侧　患侧

支撑面

拄拐杖的位置

最初放拐杖的位置是将拐杖底端放在距离脚尖往前15厘米处，距离脚侧面（外侧）15厘米处的位置上。这个位置始终是大致的基准。如果根据患者情况，有更稳定的位置，那么就放置在更稳定的位置。

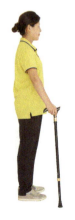

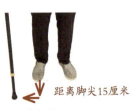

距离脚尖15厘米

距离拐杖
15厘米处

帮助患者拄着拐杖行走（左侧有偏瘫时）

拐杖拄在地面的位置以及移动拐杖和脚的顺序不正确的话，不仅无法发挥拐杖的作用，反而会增加跌倒的风险，所以我们先来学习基本动作。

xx女士/先生，接下来我们尝试下用拐杖来走路。

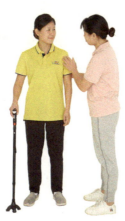

①站在旁边与患者交谈

护理人员：站在患者的左侧，看着患者眼睛进行交谈。

患者：右侧（健侧）的手拿着拐杖站立

注意！
护理人员要把手插入到患者的腋下，但是绝对不能抓住其手臂。

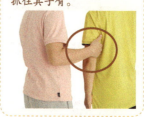

②护理员的手放到患者的腋下

护理人员：站在患者的斜后方，手放在患者的腋下。

患者：将身体重心落在拐杖上站立。

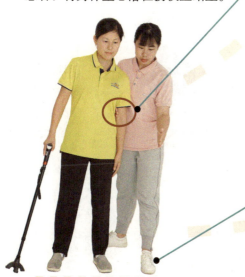

确认：脚的摆放位置、脚尖朝向是否正确？
护理人员的前脚是否和患者双脚的脚尖方向一致，后脚要在患者的身后，脚尖朝外。护理人员要注意摆放脚的位置。

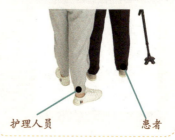

护理人员　　　　　　患者

087

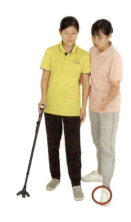

往前伸出拐杖，然后迈出左脚。

③让患者迈出患病侧的脚

护理人员：和患者统一节奏，伸出同一侧的脚。

患者：先移动拐杖，再往前迈出患侧的脚。

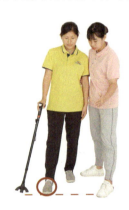

接下来我们迈出右腿。走到和左腿一样的位置。

④让患者伸出健康侧的脚

护理人员：跟患者节奏统一，陪伴行走。

患者：将健侧的腿向前迈进。

○ 上下楼时的护理

走楼梯比走平地更容易失去平衡。护理人员应该一直处于能够随时保护患者的位置。

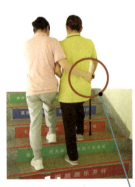

上楼梯时

站在患者患侧，手护着患者的腰一起上楼梯。

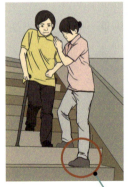

下楼梯时

站在患者的患侧，手放在患者腋下。护理人员先下一阶楼梯，再支撑着患者下一阶楼梯。

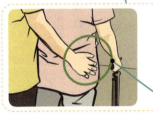

注意！

手护着患者的髋骨，即便患者失去平衡，护理人员也能从后面支撑住患者。

注意！

护理人员先踏下一阶楼梯，患者不小心往前倒时，也可以支撑住患者。

2 轮椅的移乘

轮椅的部位名称和护理动作

轮椅既是患者移动的工具，也是一个座位。所以轮椅必须安全又舒适。准备轮椅时请注意以上要点。

○ 轮椅各个部分的名称

记住轮椅各个部位的名称，需要保养维修时，或者与从事护理用品相关工作的人员进行合作时也能提高效率。

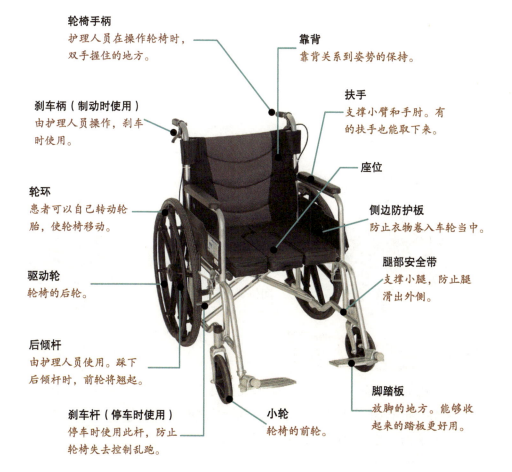

轮椅手柄
护理人员在操作轮椅时，双手握住的地方。

靠背
靠背关系到姿势的保持。

刹车柄（制动时使用）
由护理人员操作，刹车时使用。

扶手
支撑小臂和手肘。有的扶手也能取下来。

座位

轮环
患者可以自己转动轮胎，使轮椅移动。

侧边防护板
防止衣物卷入车轮当中。

驱动轮
轮椅的后轮。

腿部安全带
支撑小腿，防止腿滑出外侧。

后倾杆
由护理人员使用。踩下后倾杆时，前轮将翘起。

脚踏板
放脚的地方。能够收起来的踏板更好用。

刹车杆（停车时使用）
停车时使用此杆，防止轮椅失去控制乱跑。

小轮
轮椅的前轮。

○ 轮椅的打开与折叠

轮椅有基本的打开和折叠方式。请记住正确的操作方法。

打开方法

①握住扶手

站在轮椅的旁边，握住扶手慢慢打开轮椅。

②两只手往下压座位

走到轮椅正前方，两只手往下压座位，使其张开。

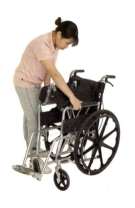

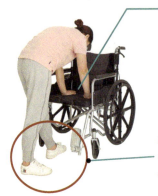

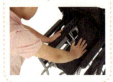

注意！

双手呈"八"字形往下压。

护理人员双脚一前一后张开，把自身的重量压在座位上，更容易打开轮椅。

折叠方法

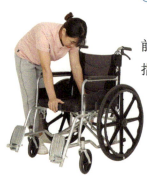

①握住座位

站在轮椅的旁边，双手前后抓住座位中间位置，拇指在上，其他手指在下。

②拉起座位

双手握住座位前后中间位置，同时往上拉。

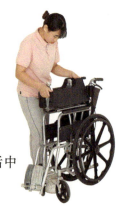

护理人员的注意事项

若轮椅维修不良的话，很有可能引发事故。因此定期检查轮椅也是护理人员重要的工作之一。对于需要检查的部位，平常应该掌握各个部位检查的要点：请参照P110。

从床移动至轮椅（右侧有偏瘫时）

乘坐轮椅时，包括起身站立和坐下的动作。这一部分我们将学习从床上移座到轮椅上的基本动作。

要点整理

注意轮椅的位置、身体的移动方式

从床上移至轮椅上时，有很多要注意的点。例如：人与轮椅之间的位置、动作中的重心移动、采取的姿势等。接下来将对此逐一说明。

- 原则 **1** 将轮椅放置在正确的位置
- 原则 **2** 注意脚的位置
- 原则 **3** 像鞠躬一样站起
- 原则 **4** 以一条腿为轴心进行转动
- 原则 **5** 像鞠躬一样往下坐

另外，从轮椅移至床上，或移至汽车等其他场所时，"站立，转身，坐下"这些基本动作都相同。

双脚打开与双肩同宽

①将轮椅放置在患者健康侧

将轮椅放置在健侧（左腿），即面向床的斜方。往下坐时，座位与大腿呈平行状。

注意！
从上往下看轮椅与床的位置关系。轮椅与床之间保持30度～40度。

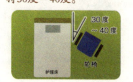

轮椅座位与床的高度保持一致

为了不妨碍移动，将踏板取下或者收起

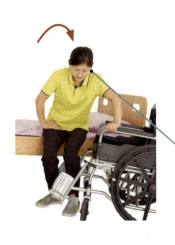

②抓住扶手

用健侧的手抓住轮椅的扶手。将脚放到方便移动的位置，弯腰并站立起来。

注意！
鞠躬时身体会呈前倾的姿势，因此重心会向前移动，更容易站立起来。

③以轴心腿为支点转动身体

以健侧腿为轴心腿，将其作为支点转动身体，并且将疾患侧的腿拉到轮椅前。

注意！
将重心转移到轴心腿的话，健康侧的腿能够支撑起整个身体，所以十分稳当。应该要有意识的将重心转移到健康侧，然后进行移动。

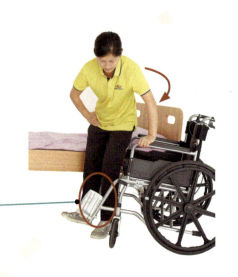

④坐上轮椅

一边弯腰，一边慢慢放低腰身。

⑤动作完成

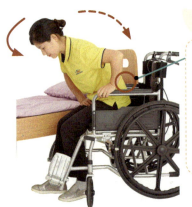

注意！
弯腰坐下时，身体能够自然的往下坐，因此也不需要再调整位置等。坐下后的姿势也是非常安全稳当的。

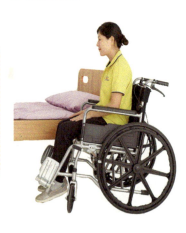

抱住患者移至轮椅

右侧肢体出现瘫痪的情况

患者半瘫痪站立不稳时，就必须要接受护理。护理过程中应当注意轮椅的放置位置、病人所坐位置、护理人员的站位，以求安全的移动到轮椅上。

① 准备轮椅，进行交谈

护理人员：将轮椅尽可能地移动到靠近患者健康的一侧（左），然后与患者对视进行交流。

患者：将大腿部与轮椅座位保持在同一水平线上，稍微侧坐。

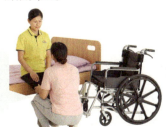

xx女士/先生，接下来我们要移到轮椅上哦。

确认：脚踏板的位置是否恰当？

必须要确认：在靠近床一侧的脚踏板是否在患者小腿后方？为了不影响患者移动，有没有把脚踏板取走或是折叠起来？正常一侧的腿，作为轴心腿，其位置是否方便站立起来？

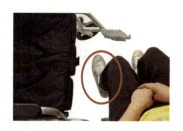

② 让患者抱住护理人员

护理人员：张开双腿弯下腰，从正面去抱住患者。

患者：用健康侧的手环抱住护理人员的肩膀。

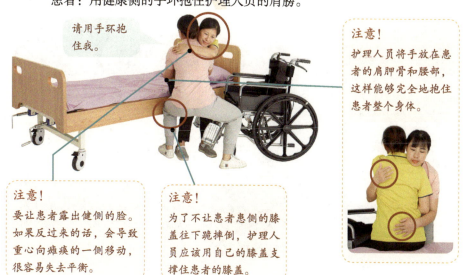

请用手环抱住我。

注意！
护理人员将手放在患者的肩胛骨和腰部，这样能够完全地抱住患者整个身体。

注意！
要让患者露出健侧的脸。如果反过来的话，会导致重心向瘫痪的一侧移动，很容易失去平衡。

注意！
为了不让患者患侧的膝盖往下跪摔倒，护理人员应该用自己的膝盖支撑住患者的膝盖。

③让患者站起来

护理人员：引导患者弯腰站立起来，将其重心移至健康侧的脚。

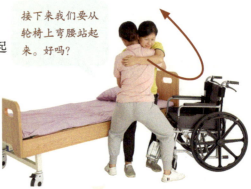

接下来我们要从轮椅上弯腰站起来。好吗？

④让患者转身

护理人员：让患者将健侧的脚作为轴心，转动身体。

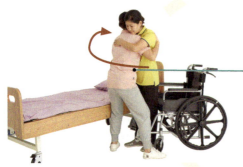

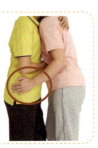

注意！

护理人员要扶着患者的腰部，帮助其进行转身。在确定其转身动作全部完成后，再进行下一步。

⑤让患者坐到椅子

护理人员：弯下腰，让患者慢慢地坐下来。

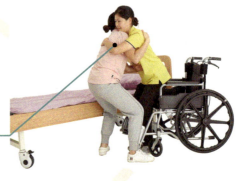

注意！

由于护理人员的肩膀会往下移，所以患者自然而然的会出现弯腰的姿势，所以能很轻松地坐下。

这个姿势稳定吗？有头晕眼花的感觉吗？

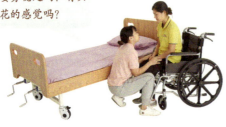

⑥动作完成

护理人员：确认患者是否能坐好，其身体状况有无变化。

利用移位板使患者移动（右侧有偏瘫时）

护理用品移位板是通过使患者滑动，从而实现更简单的移动。接下来就这一用品的正确使用方法进行介绍。

接下来我们会利用移位板来移坐到轮椅上

移位板

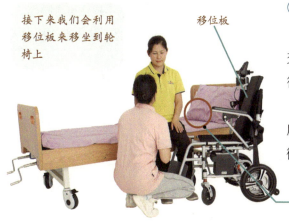

①通过交谈获得患者同意

护理人员：看着患者眼睛交流，表明想要使用移位板，征得患者同意。

患者：将大腿部与轮椅的座位保持在同一水平线上，稍微倾斜一点坐。

尽可能将轮椅靠近床，并将靠近床边的轮椅扶手拉起。

②放置移位板

护理人员：张开双腿弯下腰，一边扶着患者，一边将移位板搭建在床和轮椅上。

确认：床的高度是否合适？

使用移位板时，如果是从床一侧移坐到轮椅，则应把床调节至比轮椅稍高的位置。反之亦然。护理人员应该确认床和轮椅的位置关系是否正确。

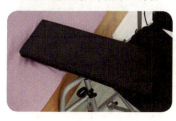

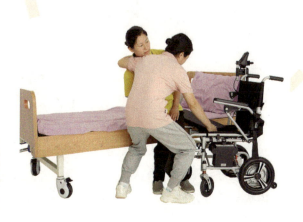

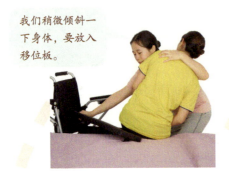

我们稍微倾斜一下身体，要放入移位板。

③将移位板放置患者身下

护理人员：支撑着患者身体，使其稍微倾斜，使其健侧（左）的屁股稍微抬高，将板放置其下。

④抱住患者的腰部

护理人员：用两手抱住患者腰部。

患者：用健侧的手臂环抱住护理人员的肩膀。

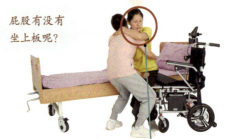

屁股有没有坐上板呢？

⑤让患者滑动屁股

护理人员：使患者在板上滑动屁股，最终移动到轮椅上。

接下来我们滑动屁股，移动到轮椅上哦。

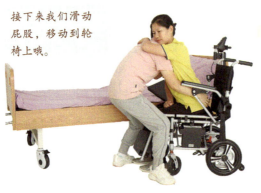

注意！

要让患者用从他/她左手环抱住护理人员，并且将下巴搭在护理人员肩膀上，使其保持前倾的姿势。

坐下来感觉怎么样？有没有哪里不舒服？

⑥动作完成

护理人员：确认患者是否已坐好。最后，确认其身体状况有无变化。

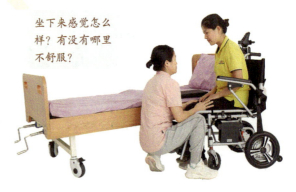

患者自己从轮椅移动至汽车内

在护理患者时，有很多场合都要将患者从轮椅上移动到汽车内。接下来学习移动到面包车的情况。面包车车身很高，应大开其车门，让患者坐上后座。

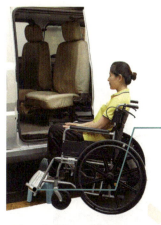

确认：为了不妨碍患者移动，轮椅踏板是否已移开或折叠起来？停车手刹是否已拉好？

①将轮椅停到汽车旁边

将轮椅停至汽车车门旁，并且面向车门稍微倾斜，拉上停车手刹。

达不到汽车同一高度时，应该放置踏台进行调节。

②将双手分别放置在前座的肩部位置和后座的座位上

要移坐到后座时，要把双手放在前座的肩部位置和后座的座位上，然后将屁股往前挪动。

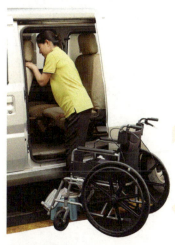

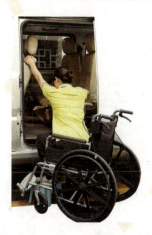

③站立起来

像鞠躬一样往前倾，然后站起来。

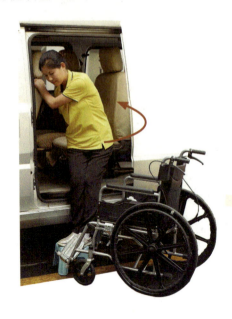

④转动身体

抓住前座，以靠近汽车一侧（右）的腿为轴心，转动身体。

⑤坐下来

坐上座位，将另外一条腿移入车内。

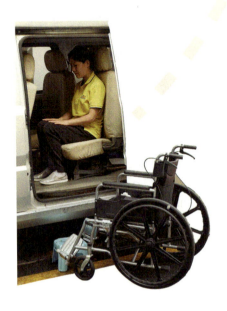

注意！
当腿出现瘫痪时，应该用手将腿抬起搬入车内。注意脚不要撞到汽车的外侧踏板上。

⑥动作完成

坐好坐稳，调整姿势。

帮助患者从轮椅移动至汽车内

帮助患者从轮椅移动到汽车内。为了保障患者能安心安全地移动，请将车停至空旷的地方。

①与患者交谈

护理人员：将轮椅推至汽车旁停下，与患者对视并进行交谈。

xx女士，接下来我们要移动到汽车上去哦，可以吗？

确认：轮椅踏板是否已移开，停车手刹是否已拉好？

②屁股往前移动

护理人员：使患者屁股稍稍往前移动。

患者：让患者抓住前座的肩部位置和后座的座位。

③抱住患者

护理人员：张开双腿弯下腰，从侧面抱住患者。

接下来，我们要站起来哦。1，2，3，起！

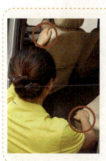

注意！
看一下步骤②时患者手所处的位置。抓住前座的肩部位置和后座的座位能够帮助稳定地移动。

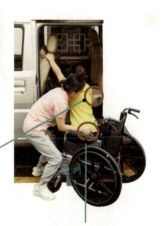

护理人员内侧的手穿过患者腋下，扶住其肩胛骨。

外侧的手放在患者肠骨处。

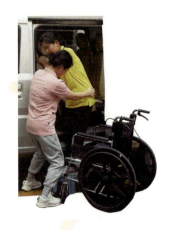

④让患者转动身体

护理人员：抱住患者，使其站立。扶住患者腰（肠骨），使其靠近汽车一侧的腿作为轴心，转动其身体。

坐下以后，请自己把健侧的那条腿移动到车内。

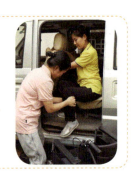

⑤让患者坐到座位上

护理人员：让患者坐上座位。

患者：让腿自己移动到至车内。

注意：患者出现偏瘫时，应该扶着其患侧的膝盖，将腿搬进车内。

坐的位置可以吗？有没有不舒服的地方呢？

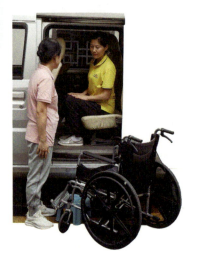

⑥动作完成

护理人员：确认患者是否已坐好坐稳。还要确认其身体状况有无变化。

3 坐轮椅移动的护理

掌握轮椅的基本操作

患者坐轮椅在设施内活动或者外出时，看护人员为了能够提供安全舒适的移动辅助，需要提前掌握一些基本的操作方法。

要点整理

注意交谈和速度

让患者坐上轮椅移动本身并不是一件难事。但轮椅在平地上行驶跟在坡道及砂石路行走时操作方法并不相同。为了让轮椅安全地行驶有以下3点必要的基本操作方法。

- 交谈过后再推动轮椅
- 推行速度不宜过快
- 掌握"前轮上扬"的操作方法，这一方法能应用在上下楼梯和行驶在砂石路上时

● 推动轮椅之前

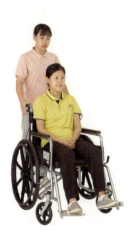

确认：患者乘坐轮椅时的状态

是否已经坐稳、坐好？
手肘是否放置在扶手上？
手臂是否在轮椅外？
双脚是否放在脚踏板上？
衣服是否有被车轮夹住？

注意！
当手臂或腿部出现瘫痪时，有可能会被卷入车轮里，所以需要特别注意。关于手臂的放置方法，可以让患者交叉放在身前。

○ 正确的停车刹车器的松开方法

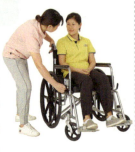

xx女士/先生，现在我们要松开刹车器哦。

一只手紧紧握住轮椅手柄，在轮椅旁弯下腰，一边跟患者交谈一边松刹车器。

※ 禁忌 ×

护理人员从患者身后仅仅伸手松开刹车的话，会破坏患者原有的姿势。

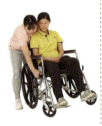

护理人员从患者身后仅仅只是松开刹车器，会导致患者的头往下低，所以此方法是错误。必须记住，一定要看着患者的脸，一边交谈一边松开刹车器。

○ 推轮椅时的注意点

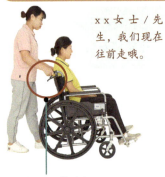

xx女士/先生，我们现在往前走哦。

紧紧握住轮椅手柄

● 必须进行交谈后再推动轮椅
● 确认周围的安全
● 注意速度

坐在轮椅上对于速度的快慢更加敏感，因此护理人员应该有意识地放缓速度推轮椅。

● 时刻注意患者腿部的位置

护理人员在推轮椅时，很难看到患者腿部情况。注意避免让患者腿部撞到墙壁或者障碍物。

○ 关于"小轮上扬"

"小轮上扬"是指踩下轮椅倾后杆时，小轮（前轮）会上扬。这一基本操作在很多场合都能会用到。如果不了解的话会导致操作起来十分困难，因此护理人员必须在让患者乘坐轮椅之前好好练习。

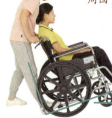

倾后杆需要脚后跟踏上，用力地踩下去。

轮椅上扬角度要合适，不要增加负担。

如果轮椅上扬角度不恰当的话，会不稳定，并且也会让患者感到不安，加重护理人员的负担。如果让患者的头部依靠在自己的身体上（胸部周围），能让患者感到安心。

注意！

要有意识地将重心线调整到与地面垂直的状态。这样的话，可以更加简单的推动轮椅移动。

各种场合的轮椅移动辅助

提前找到没有上下楼梯、坡道和砂石路的路程，这一点也十分重要。实在无法避免情况下，应运用基本操作，尽可能地减少负担地推动轮椅前进。

● 推轮椅上台阶

上楼梯时运用"小轮上扬"的方式。（请参考P102）

① 使小轮靠近楼梯

使小轮尽可能靠近楼梯，但不要碰到楼梯。另外，护理人员应该注意避免患者的脚撞到楼梯。

② 使小轮上扬

与患者交谈获得许可后，踩下倾后杆的同时抓住轮椅手柄往下压，使得小轮上扬。

确认：小轮是否已越过楼梯？

踩下后倾杆，使小轮扬起时，应当确认小轮高度是否超过楼梯。

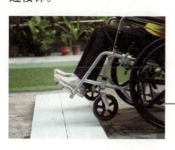

xx女士/先生，接下来，我们会把前轮抬高一点哦。

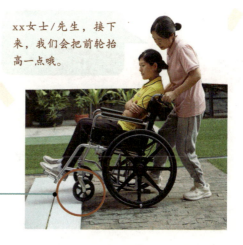

③推动后轮

轮胎（后轮）接触到台阶时，把前轮放下，然后直接推动后轮即可。

要推动后轮上台阶了，会有一点晃动哦。

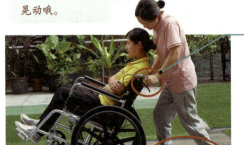

—— 握紧轮椅手柄

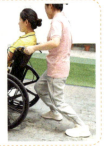

注意！
护理人员脚从前倾杆上移开，双脚着地，推动轮椅。这时，应该避免后轮离开地面被抬起。

④动作完成

上完台阶后，护理人员应与患者交谈，并确认其身体状况。

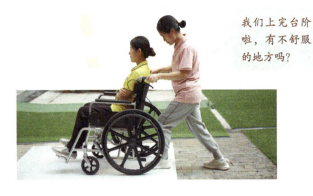

我们上完台阶啦，有不舒服的地方吗？

护理人员的 注意事项

　　一旦患者需要接受护理，那么外出的机会将会减少。对于一直闭门不出的患者来说，呼吸外面的新鲜空气，眺望美丽的景色都有利于调节心情。与附近的人交流，到常去的店里购物，对患者来说都会产生积极的影响。特别是阿尔茨海默病患者与附近一直保持亲近关系的话，对于病情的延缓和改善都是有益的。另外，对于护理人员来说，也有利于调节心情，减轻心理上的负担。"外出的机会"对于护理人员和患者来说都是有益的，所以应该尽量增加外出。

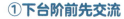

推轮椅下台阶

下台阶时，应倒车推行。

xx女士/先生，接下来，
我们要倒退着下台阶了，
可以吗？

①下台阶前先交流

到达台阶处，转过身停下，确认后方与左右安全。与患者说明即将下台阶并获得许可。

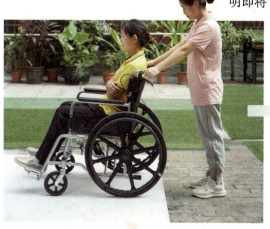

②后轮下台阶

倒车下台阶，后轮轮胎接触着地面慢慢下来。

接下来后轮要
下台阶了哦。

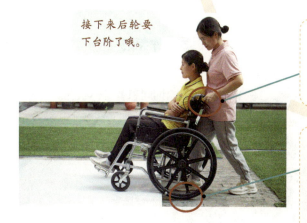

注意！
抓紧轮椅手柄，护理人员将身体靠近轮椅下楼梯的话，操作过程会很稳并且很安静。

注意！
不要抬起后轮。下阶梯时，如果将手柄拉起来，使后轮离开地面的话，那么整个重量都只靠前轮撑起，会摇摆起来，十分危险。

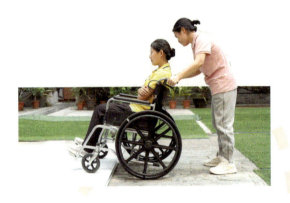

③前轮达到台阶边缘再下

前轮到达台阶边缘之前都要倒退着下。要注意避免操作过快而导致摔倒。

现在抬高前轮哦，会有一点点摇晃。

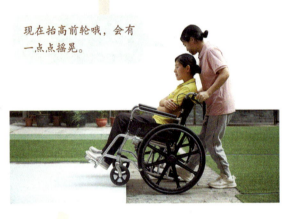

④抬高前轮

护理人员踩下前倾杆，将前轮抬起。

已经下完台阶啦。有不舒服的地方吗？

⑤动作完成

下完台阶后，将前轮放下。询问患者身体状况。

注意！
前轮下台阶时，护理人员应该把脚放在前倾杆上，调整节奏慢慢往下移。

○ 推轮椅上坡

上坡时，护理人员应打开双腿，以稳定姿势，推动轮椅前进。

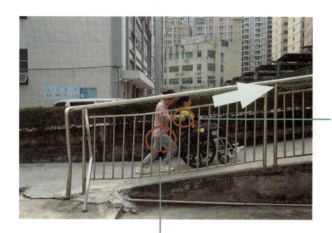

为避免轮椅后滑，护理人员应一步一步，脚踏实地，推动前进。

握紧手柄

打开双腿，稍微弯腰，稳定姿势。

○ 推轮椅下坡

坡道比较缓时，可以直接向前推动轮椅下坡。而坡道较陡的情况下，应采取倒车推行的方法。

倒车推行时，在下坡前应先停下，确认好前方是否安全后，再慢慢地倒着前行。

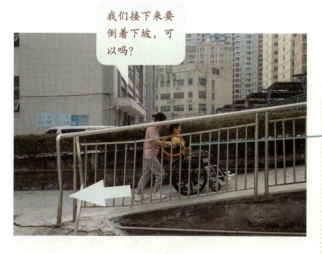

我们接下来要倒着下坡，可以吗？

注意！
护理人员握紧手柄，手搭在刹车上，确保可以随时刹车。

推轮椅走砂石路

由于砂石路凹凸不平会产生强烈震动，所以采取前轮上扬的方式前进。

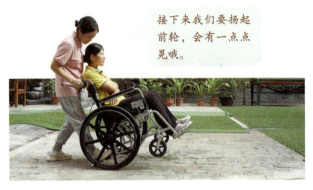

接下来我们要扬起前轮，会有一点点晃哦。

①扬起前轮

护理人员踩下前倾杆，使前轮抬起。

（前轮上扬请参照P102）

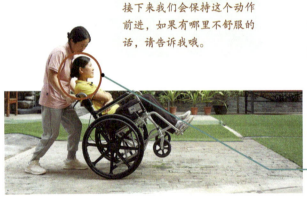

接下来我们会保持这个动作前进，如果有哪里不舒服的话，请告诉我哦。

②保持前轮上扬，推动前进

保持前轮上扬，仅靠后轮推动前进。

患者头部如果倚靠在护理人员胸部位置的话，会比较稳定安全。

推轮椅上、下电梯

使用电梯时，往前推进电梯，后倒推出电梯。但如果电梯内空间较大时，也可以在电梯内转换方向后，往前推出电梯。

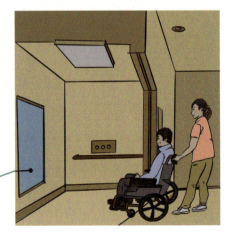

无障碍电梯会在内部设置镜子。后倒推出电梯时，可以通过镜子来确认后方情况。

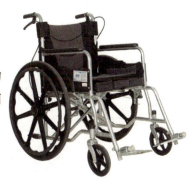

○ 移动、移乘的护理用品

轮椅

　　轮椅是患者乘坐、便于移动的护理用品，有患者自己操作的自动型轮椅和护理人员辅助操作的辅助型轮椅。要根据患者的状态和使用目的（场合）选择合适的轮椅。

多功能轮椅（自由型）

　　扶手和脚踏，座位的高低和宽窄都可调整。能够应对各种状况。

　　（使用实例请参照P101~108）

斜躺轮椅（辅助型）

　　靠背和座位的角度能够自由调整，所以在需要变换姿势时非常方便。

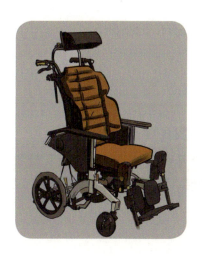

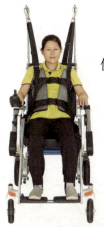

使用例子

标准型轮椅（辅助型）

　　脚踏以外的部件都已固定，是最简单的轮椅类型。

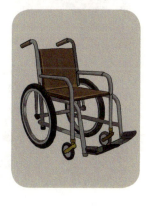

○ **轮椅的保养**

轮椅的检查也是护理人员的一大工作，应事先掌握主要的检查部位和确认时的要点。

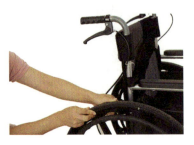

①检查轮胎的气压

用指腹按压轮椅，如果压出凹面，则表示气压不足。需要定期的充气。

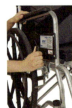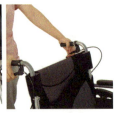

②检查刹车

确认刹车的灵敏度。要同时确认制动用刹车（右）和停车用刹车（左）。

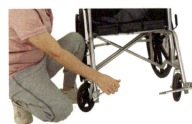

③检查脚踏板

检查是否有松脱情况。

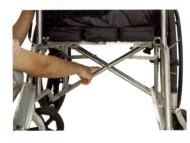

④检查交叉支架

检查是否有松脱情况。出现松脱时，轮椅会不太灵敏，乘坐感会变差。

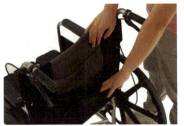

⑤检查专用工具

轮椅上配置有专门的检测工具。大多数情况下放置在靠背的后方袋中，护理人员应确认专用工具的存放位置，保证能够随时拿出使用。

拐杖

拐杖是辅助患者走路时的护理用品。最普通的是t型拐杖，另外还有稳定性更强，拐杖腿部有其他特征的拐杖。

单脚拐杖（T字型）

这是最普通的拐杖类型。适合身体状况较好的患者使用。使用实例请参考P86～88

多脚拐杖（可调整）

比单脚拐杖的稳定性更强，支柱可前后调整，所以在平路和坡道上都能够使用。

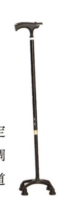

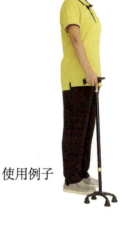

使用例子

移乘的护理用品

让使用者移动、移乘时更加便利的护理用品。不用抬高身体，可直接坐着滑动。对于护理人员和患者双方来说，都能够减轻负担。

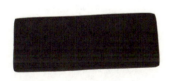

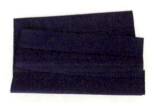

移位板

患者从床转移到椅子或车位上时使用。患者保持原有坐姿，将移位板放置在屁股下，然后让患者在板上滑动着移动。

使用例子P95~96

移位布

患者躺在床上需要变换姿势时使用，其材料有利于滑动，铺放在患者身下使其移动起来更轻松。

使用例子P53

PART 6

排泄护理

进行排泄护理时，要根据患者的身体情况和周边环境选择合适的地方和排泄用具来帮助患者排泄。让我们在了解排泄机制的基础上，学习排泄护理技术，尽可能让患者进行自然的排泄。

1 排泄辅助的注意事项

了解排泄的生理机制

排泄是生物生存所不可或缺的生理功能之一。因此排泄护理的目的在于让患者进行自然的排泄。

要点整理

帮助患者进行"放心的""舒适的""舒畅的""舒爽的"排泄

自然的排泄是指患者到厕所大小便以及能够定期排泄。在进行排泄护理时，要帮助患者实现自然的排泄，这是最基本的。其次，以下几点注意事项也十分重要。

- 考虑到患者的隐私，要给患者创造能够"放心"排泄的环境
- 让患者"舒适"地排泄，防止患者失禁
- 让患者"舒畅"地排泄，防止患者便秘
- 让患者"舒爽"地排泄，在排泄后注意让患者阴部和肛门周围保持干净

了解排泄的机制

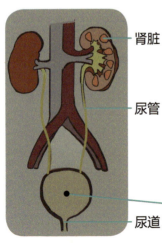

肾脏

尿管

尿道

排尿

尿液从肾脏产生出来后会通过尿管储存到膀胱，最终通过尿道从尿道口排出。肾脏→尿管→膀胱→尿道（尿道口），该尿液通道就是尿路。

在帮助患者排尿时，要牢记以下两点：

· 及时让患者排尿，防止患者失禁（※）
· 防止患者的尿路受到感染

※失禁：储存在膀胱中的尿液不受自己控制自动排出。

※尿路感染（泌尿系统感染）：从尿道口进入尿道的病原菌进入尿路造成感染。

排便

小肠吸收食物营养后产生的残留物会被大肠吸收水分，最终变为粪便。粪便会积聚在大肠末端部分（S状结肠），最终流动到直肠催生便意，从肛门排出。

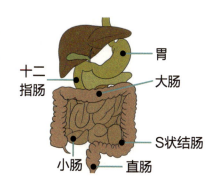

排便护理注意事项：

·防止患者大便失禁
·定期帮助患者排便

⚬ 如何帮助患者自然地排泄

进行排泄护理时要牢记以下3点，帮助患者自然地排泄：

①在厕所排泄

一般来说，我们都会在厕所排泄。因此，让患者使用坐便椅、便盆、尿壶、纸尿片等厕所以外的东西进行排泄会让患者有所抵触。所以为了让患者毫无顾虑地排泄，要尽量帮助患者在厕所排泄。

②坐着排便

最基本的排便姿势是坐姿。坐着能将肛管直肠角（→参考P133）调整为合适的角度，方便排便。以睡姿排便是十分困难的。要尽量帮助患者坐着排便。

③重视排泄习惯

不同的人有着不同的排泄习惯。有的人喜欢用蹲厕，有的人喜欢用坐厕，每个人有着各自的排泄时间段。当患者需要排泄护理时，有时候不得不去改变自己的排泄习惯，所以护理人员要尽量帮助患者进行符合其习惯的排泄。

护理人员的 注意事项

为了避免错过进行排泄护理的时机，我们需要了解排泄的一连串动作环节：

感觉到尿意、便意→去厕所→脱内裤→坐在马桶上→排泄→用纸巾擦拭阴部→穿上内裤→洗手。

要根据患者的具体情况，判断患者在哪个动作环节需要辅助。

◦ 如何选择合适的排泄场所和相关用具

正如上文所写的那样，护理人员需要在了解排泄的一连串动作环节的基础上，正确了解患者自己能做到的和需要帮助的动作环节。请参考以下流程图，选择合适的排泄场所和相关用具。（排泄用具可参照P134~135）

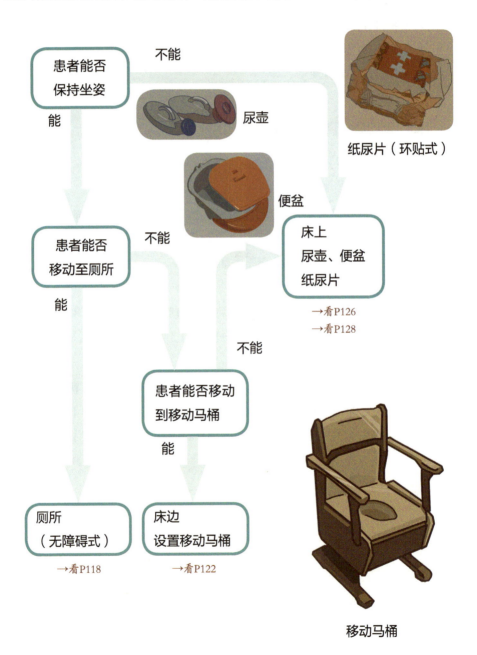

患者能否
保持坐姿

不能

能

尿壶

纸尿片（环贴式）

便盆

患者能否
移动至厕所

不能

能

床上
尿壶、便盆
纸尿片

→看P126
→看P128

不能

患者能否移动
到移动马桶

能

厕所
（无障碍式）

→看P118

床边
设置移动马桶

→看P122

移动马桶

○ 如何选择纸尿片和护理垫

大部分护理用的纸尿片和垫子都能在市场购买到。不同的产品各有优劣，要根据患者的具体情况选择合适的纸尿片和垫子。购买时除了留意功能和大小，还要关注产品的性价比。

在根据患者具体情况挑选纸尿片时，可以参考以下流程图。（纸尿片和吸尿垫的有关信息可参考P135）

患者能否在厕所里或在移动马桶上排泄

能　　　　　　　　　　　　　不能

是否经常来不及上厕所　　　　　　能否扶物站立

不是　　　　　　　　是　　能　　　不能

移动时是否需要帮助

不需要　　　　　需要

能独立行走

薄内裤
轻度失禁
用护理垫

能在护理人员的帮助下行走

薄纸尿片
内裤型纸尿片
＋
内裤垫

能在护理人员的帮助下站立

强吸水性的内裤型纸尿片
＋
内裤垫

难以起身

环贴型纸尿片
＋
吸尿垫

② 排泄辅助

辅助患者在厕所排泄

患者左侧肢体出现偏瘫，且坐着轮椅时如何进行护理?

如果患者能在护理人员的帮助下从轮椅移动到马桶，并保持坐姿的话，就要尽量在患者有尿意、便意的时候帮助患者排泄。

要点整理

确认护理重点

排泄护理需要组合使用多种护理技术来进行护理。具体的护理程度要根据患者的身体状况和周边环境来决定。要确认患者护理程度时，有以下要点。

- 患者移动到厕所时是否需要帮助
- 患者从轮椅移动到马桶时是否需要帮助
- 患者脱裤子、穿裤子时是否需要帮助
- 患者排泄后进行私部清洁时是否需要帮助

● 确保厕所条件良好

要确保厕所环境安全，并且隐私保护性好。有扶手和紧急报警器的厕所既能方便护理，也能让患者放心。当患者乘坐轮椅上厕所时，要确保厕所没有台阶并且空间宽敞。

无台阶，且有足够的空间

有扶手

有紧急报警器（电铃等）

轮椅也能轻松进入的宽敞门口

能让轮椅进入的厕所

要尽量让患者乘坐的轮椅靠近马桶，将轮椅摆放在与马桶成90°角的位置。因此，马桶横对着厕所门摆放的厕所要更方便患者从轮椅移动到马桶上。

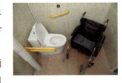

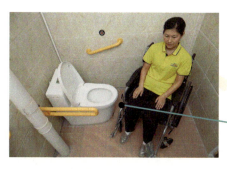

① 让轮椅靠近马桶

护理人员：让轮椅往垂直于马桶的方向靠近马桶。

> **注意！**
> 推轮椅时要让患者的膝盖靠近马桶中间位置。

确认：是否已将轮椅踏板收起？

患者从轮椅移动到马桶座时，轮椅踏板会妨碍患者移动，所以当轮椅移动到合适的位置后，要停下轮椅，将轮椅踏板拆除或收起。

xx女士/先生，要准备站起来了。先抓住扶手，然后像鞠躬一样弯着身子站起来。

② 帮助患者站起来

护理人员：用手扶着患者偏瘫侧（左侧）的膝盖，帮助患者站起来。之后将轮椅移走。
患者：抓着扶手站起来。

> **注意！**
> 护理人员要站在患者偏瘫侧，手扶在患者膝盖上，用膝盖顶在患者膝盖后方，防止患者偏瘫侧的膝盖突然弯曲。

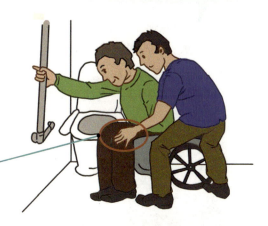

③ 帮助患者转身

护理人员：用手推动患者腰部（肠骨），帮助患者转身，让患者屁股转向马桶。
患者：抓着扶手站着。

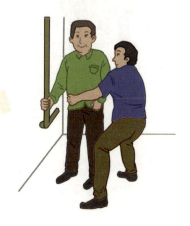

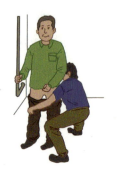

④帮助患者脱下裤子

护理人员：将患者的裤子和内裤拉到患者大腿处。

> xx女士/先生，要准备脱裤子了，准备好了吗？

⑤帮助患者坐在马桶上

护理人员：用手扶着患者腰部，让患者缓慢地坐在马桶上。

患者：抓着扶手坐到马桶上。

⑥给患者盖上毛巾

护理人员：等患者坐在马桶上后，将毛巾盖在患者大腿上，再将患者的裤子和内裤脱下。确认安全后离开厕所。

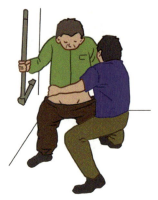

> 确认：患者是否坐稳？患者的衣服有没有被夹住？

如果患者的裤子或内裤被压在马桶座上，则容易被尿弄脏，因此要细心留意。如果患者能够保持坐姿，护理人员则可以离开厕所。

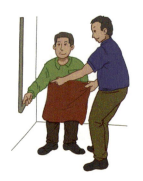

> xx女士/先生，有没有坐稳？方便完之后记得叫我。

护理人员的 注意事项

帮患者脱下裤子和内裤时要注意保护患者的隐私，尽量不要让患者的私密部位露出来。患者保持站姿的时候将裤子和内裤脱至大腿中间即可。等患者坐到马桶上之后，将裤子和内裤继续往下脱到合适的位置。

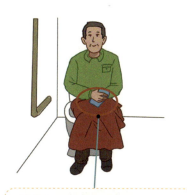

⑦让患者进行大小便

护理人员：确认患者大小便结束后，护理人员进入厕所，帮助患者进行清洁。

患者：大小便结束后，在毛巾下将裤子和内裤穿上。

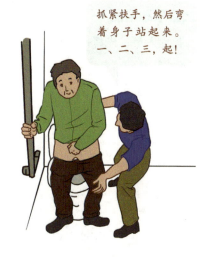

抓紧扶手，然后弯着身子站起来。
一、二、三，起！

注意！

如果患者能自己进行便后清洁，则让患者自己进行清洁，等患者清洁结束后再进入厕所。不要忘记将擦手湿毛巾交给患者擦手。

⑧帮助患者站起来

护理人员：拿走盖在患者腿上的毛巾，手扶患者偏瘫侧帮助患者站起来。

患者：抓住扶手站起来。

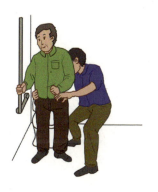

⑨帮助患者穿上裤子和内裤

护理人员：一边扶着患者，一边帮患者穿上裤子和内裤，然后帮助患者移动到轮椅上。

患者：抓住扶手站稳。

坐稳了吧，有没有不舒服的地方？

⑩帮助患者移动到轮椅上

护理人员：一边扶着患者，一边帮助患者转身转到轮椅上。最后确认患者的身体状况。

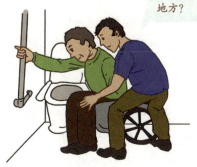

辅助患者使用移动马桶排泄

右侧肢体出现偏瘫的情况

当患者无法移动到厕所时使用移动马桶。在进行护理时要确保患者安全地移动到移动马桶上，并且保护好患者的隐私。

①放置移动马桶

护理人员：先将护理扶手放置在合适的位置，然后再将移动马桶放在患者的偏瘫侧。

患者：坐在床头。

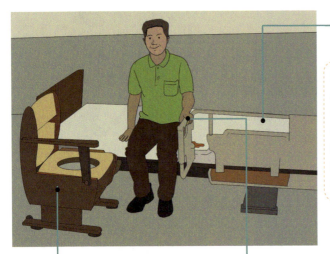

将病床调整到方便患者站立的高度。

注意！

将整套排泄护理用具（毛巾、擦手湿纸巾、厕纸等）放在护理推车里。在护理过程中不要让患者感到忧虑，也不要让患者以不合适的姿势等待。

要将移动马桶放置在患者的偏瘫侧。如果患者偏瘫侧的空间不足，则可以根据患者的具体状况来选择合适的位置。

护理扶手是安装在病床上的护理用具。在患者进行移动时当作扶手使用。

移动马桶种类繁多，在选择的时候要留意以下5点。

· 放置的地方：选大小合适的马桶。

· 脚边的空间：站起来时有足够的空间收脚。

· 马桶座：选择适合患者体型的移动马桶。有的移动马桶可以调整高度、尺寸。

· 扶手：患者保持坐姿时需要抓住扶手，但是扶手会妨碍患者移动，所以能将扶手收起的移动马桶要更方便。

· 外观：因为移动马桶要放置在房间里，所以最好选择家居风的移动马桶。

② 与患者交谈

护理人员：坐在患者的正面，与患者交谈时看着患者的双眼。

患者：在站起来之前调整坐姿，让屁股对着马桶，身体对向护理扶手

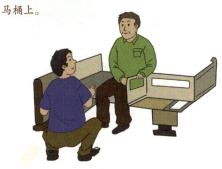

xx女士/先生，接下来请坐到移动马桶上。

确认：患者双脚是否稍稍收起？
患者是否抓住护理扶手？

为了方便患者站立，要确认好患者双脚是否放在正确的位置、双手是否抓住了护理扶手、身体是否准备好前倾。

抓住扶手，像鞠躬一样弯腰站起来。一、二、三。

③ 帮助患者站起来

护理人员：用手扶着患者偏瘫侧（右侧）的腰部，帮助患者站起来。

患者：抓住护理扶手站起来。

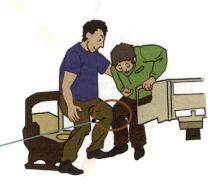

> **注意！**
> 护理人员要站在患者偏瘫侧的位置，用膝盖顶着患者偏瘫侧的膝盖，防止患者突然屈膝。

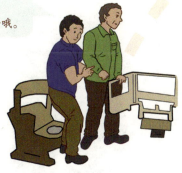

站得稳吗？
要抓稳扶手哦。

④ 帮助患者转身

护理人员：患者站起来之后扶着患者的腰部（肠骨），帮助患者转身，让患者的屁股转向移动马桶。

患者：抓住护理扶手站稳。

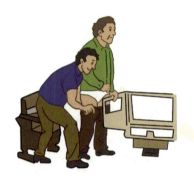

⑤帮助患者脱下裤子和内裤

护理人员：将患者的裤子和内裤脱至大腿中间位置。

患者：抓住护理扶手站稳。

> 像鞠躬一样慢慢弯下腰，然后坐下。

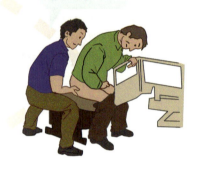

⑥帮助患者坐到马桶上

护理人员：将移动马桶移动到患者身边，手扶患者腰部让患者缓慢坐在马桶上。

患者：抓住护理扶手坐到马桶上。

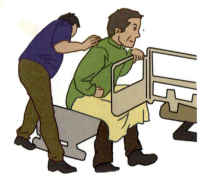

⑦给患者盖上毛巾

护理人员：患者坐稳后将毛巾盖在患者大腿上，然后在毛巾下脱下患者的裤子和内裤。确认安全后离开病房。

确认：患者是否坐稳？患者的衣服是否被夹住？

如果患者的裤子或内裤被压在马桶座上，则容易被尿弄脏，因此要细心留意。如果患者能够保持坐姿，护理人员则可以离开病房。

⑧让患者进行大小便

护理人员：确认患者大小便结束后，护理人员进入病房，帮助患者进行清洁。

> 注意！
> 让患者保持上半身前倾的姿势，然后用厕纸从前往后擦拭患者的屁股。如果患者能自己清洁，则让患者自己解决。清洁结束后要将擦手湿毛巾交给患者清洗双手。

⑨帮助患者穿上裤子和内裤

护理人员：便后清洁结束后，在用湿毛巾净手后帮助患者穿上裤子和内裤。

便后清洁结束了，现在能帮你把裤子和内裤穿上吗？

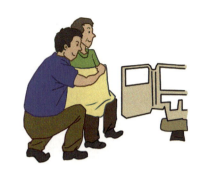

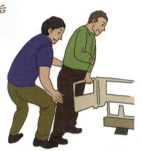

抓紧扶手，然后弯腰站起来。

⑩帮助患者站起来

护理人员：拿走盖在患者腿上的毛巾，手扶患者偏瘫侧帮助患者站起来。最后再帮患者穿好裤子。

患者：抓住护理扶手站起来，并且要站稳。

⑪ 帮助患者移动到病床上

护理人员：拿走盖在患者腿上的毛巾，手扶患者偏瘫侧帮助患者站起来。最后再帮患者穿好裤子。

排泄之后有舒畅点了吗？身体有没有不舒服？

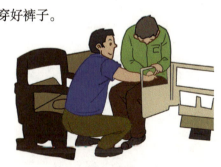

护理人员的注意事项

有的患者会在意排泄后气味。为了不让患者过于在意气味，护理人员需要快速收拾好排便用具，帮助患者站起来，并且穿好裤子后，让患者抓住护理扶手站稳，然后迅速将马桶移开并盖上盖子。处理好马桶之后再让患者坐在病床上。等患者缓过来后迅速处理好排泄物。如果患者仍旧在意，则可以使用除臭剂消除臭味。

帮助患者使用尿壶和便盆辅助排泄

患者身体不舒服，需要在床上静养时，可使用尿壶和便盆。一般来说，尿壶和便盆很少使用，所以在使用时要十分小心，防止出现意外。

○ 使用尿壶排泄（男性）

xx先生，接下来要让你用尿壶小便，方便吗？

注：正常情况下，当患者进行大小便时要用毛巾盖住患者下半身。

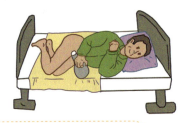

注意！
如果患者不习惯使用尿壶小便，尿液有可能会漏出来，因此需要事先铺好一张防水垫。

① 帮助患者侧躺

护理人员：考虑到对患者隐私的保护，要用毛巾盖住患者下半身，帮助患者侧躺（侧卧位）。

患者：在毛巾底下脱下裤子和内裤。

② 将尿壶交给患者使用

护理人员：将尿壶交给患者使用。确认患者小便结束后再收回尿壶。

患者：手持尿壶，将尿壶口对准阴茎，然后开始小便。

○ 使用尿壶排泄（女性）

注：跟男性相同，在患者小便的时候用毛巾盖住患者下半身。

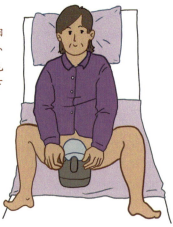

将床铺摇起（60°左右），抬起上半身，将膝盖稍稍抬起后张开双腿。将尿壶交给患者使用后的护理步骤与男性相同。

确认：尿壶摆放的位置是否正确？

护理人员与患者沟通，确认尿壶是否对准了患者的阴部。女性患者使用尿壶小便时，尿壶使用较为困难，尿液容易漏出，有时需要使用便盆接尿。

使用便盆排泄

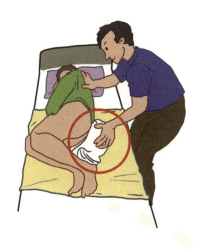

① 让患者侧躺，然后放置便盆

让患者侧躺（侧卧位），然后根据患者肛门的位置放置便盆。放置完毕后让患者恢复正常躺姿（仰卧位）。

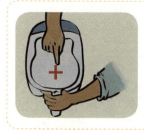

注意！
放置便盆时注意调整位置，让便盆口的中心对准患者的肛门。

② 做好排尿准备

男性：将尿壶交给患者，以备排尿。

女性：如果大小便同时进行，需要用折叠得细长的厕纸贴在患者阴部，将尿液引导到便盆中，防止尿液飞散。

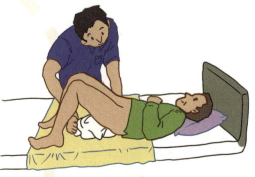

如果患者能够抬腰让患者保持正常躺姿（仰卧位），抬起屁股，然后再把便盆放在患者屁股下面。

女性

折叠成细长的厕纸

护理人员的 注意事项

要保护患者隐私，用毛巾盖住患者下半身，然后在毛巾底下帮患者脱裤子和内裤。将床头抬高，抬起患者上半身，增加患者腹压，促进排便。

贴上纸尿片、吸尿垫

纸尿片种类繁多，要根据患者身体状况来选择合适的纸尿片。
以下对环贴型纸尿片和吸尿垫的贴法进行讲解。（以护理男性为例）

注意！
要将纸尿片上端绕着患者
肚脐眼的平行线贴好。

①展开纸尿片

护理人员：让患者侧躺（侧
卧位），然后展开纸尿片。

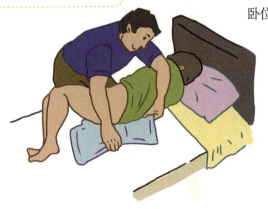

注意！
患者侧躺时，护理人员要用
膝盖顶住患者的身体，保持
患者身体稳定。

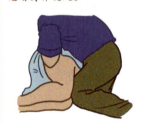

②恢复正常躺姿

护理人员：将展开后的纸尿片放
在患者屁股下，然后让患者恢复正常
躺姿。放置纸尿片之前要事先在纸尿
片上夹出一条沟，贴纸尿片时将沟对
准患者的私密部位，然后贴上。

注意！
在纸尿片上夹出一条沟能让纸
尿片夹进患者的胯当，减少异
物感。除此以外，这条沟也能
导尿，防止尿液侧漏。
夹沟的方式与"吸尿垫"（参
照P129）相同。

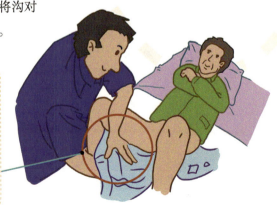

③贴上纸尿片的魔术贴

护理人员：从下往上贴好魔术贴。

> **注意！**
> 一定要从下往上贴。如果从上往下贴，胯档部分容易出现缝隙。

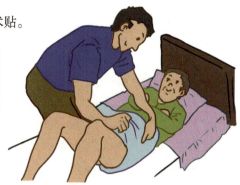

确认

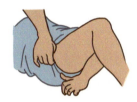

是否拉平防漏侧翼？

　确认腹股沟的立体侧翼是否平整。将手指插入侧翼与大腿之间的缝隙，拉平纸尿片侧翼。

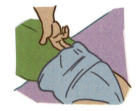

患者腹部与纸尿片之间的空间是否合适？

　如果患者腹部与纸尿片之间没有合适的空间，患者的腹部会受到挤压，产生不适感。但是如果空间留太多，会导致纸尿片歪斜。最好留有2指宽的空间。

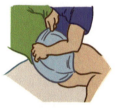

是否对准屁股中心？

　通过对准患者屁股中心来确认纸尿片有没有穿歪。除此以外还要确认有没有褶皱和松的地方。

和吸尿垫一起使用

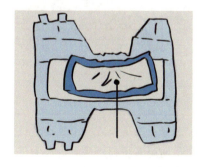

　吸尿垫和纸尿片一起使用的话，很多时候可以只更换吸尿垫，进而减轻护理人员和患者的负担。

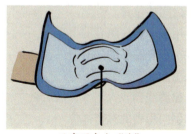

从底下夹出"沟"

　夹出"沟"来以便吸尿垫能接住尿液。尿液会沿着这条沟流动，护理女性患者时要注意贴的位置。护理男性患者时使用男性吸尿垫。

③ 私密部位的清洗

更换纸尿片时要清洗私密部位

私密部位的清洗在患者无法入厕以及更换纸尿片的时候进行。私密部位的清洗常常是让人感到羞耻的。所以为了保护患者的隐私，护理人员需要有条不紊地进行私密部位的清洗。

要点整理

注意私密部位的卫生

我们早上起床后会将睡衣脱下换上便服，外出时则会将自己精心打扮一番。此外，在洗澡和上厕所时也必须将衣服脱下。偏瘫患者在穿脱衣服时需要注意以下4点。

- 在床上清洗时，需要铺上防水垫子
- 戴上护理手套（一次性手套更方便）
- 私密部位用纱布清洗，肛门用毛巾清洗

一定要戴上护理手套，防止感染，并且护理完一次后要丢弃。

（"脱手套的方法"参照P167）

①做好清洗前的准备

将防水垫子铺在患者腰部到膝盖之间的位置。

用浴巾盖住患者的上半身，在保护患者隐私的同时给患者身体保温。

往清洗器注入温水，然后将温水倒向患者的私密部位。

用到的清洗用具
- 防水垫
- 护理手套
- 浴巾
- 2-3条纱布
- 清洗器
- 肥皂
- 2-3条毛巾
- 暖水

★提前将温度大约40℃的温水倒入清洗器。

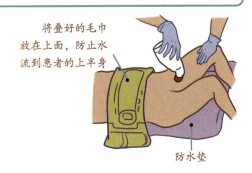

将叠好的毛巾放在上面，防止水流到患者的上半身

防水垫

确认：患者身上是否沾有排泄物？

在帮助患者更换纸尿片时，打开患者的纸尿片，确认患者身上是否沾有排泄物。如果患者身上沾有排泄物，则需要用毛巾先擦干净，然后脱下纸尿片进行清洗。

②清洗私密部位

将纱布卷住食指和中指。

女性：从阴部到肛门、由前到后进行擦拭，防止部位感染。

男性：由于男性的私密部位容易脏，因此要仔细清洗。

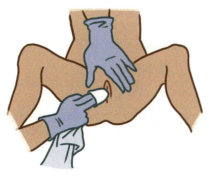

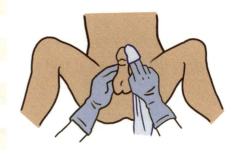

纱布沾暖水，微微拉开阴唇，然后擦拭阴部内侧。

纱布沾暖水，然后清洗龟头周围。包皮部分较为脆弱，清洗时要小心。

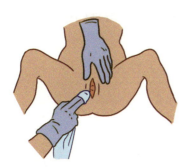

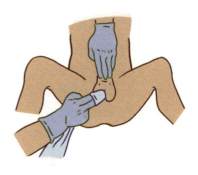

仔细小心地擦拭阴唇外侧。

抬起阴茎进行擦拭。仔细小心地擦拭阴囊表皮。

③冲洗肥皂

使用肥皂之前先冲洗肥皂。

④清洗患者的屁股

换新的纱布，仔细小心地清洗肛门及周围的地方，然后擦拭屁股。

⑤用毛巾擦拭

用干燥的毛巾把水分擦干。

4 预防便秘的护理技术

了解预防便秘的生活习惯

如果有好几天没有顺畅的排便，就会出现腹胀等病痛。需要护理的患者的运动量往往很少。让我们来正确地理解预防便秘的要点吧。

 要点整理

改善生活习惯，预防便秘

便秘是可以通过改善生活习惯来缓解的。如果患者患有便秘，护理人员则需要在正确理解排便机制（参照P114-115）的基础上，给患者提出以下4点关于改善生活习惯的建议，尽量让患者努力实现顺畅的排便。

- 改善点 **1** 注意调节饮食
- 改善点 **2** 促进大肠蠕动
- 改善点 **3** 养成规律排便的习惯
- 改善点 **4** 排便姿势要合适

○ 预防便秘的生活习惯

①注意调节饮食

- ·饭菜中要包含食物纤维、低聚糖等营养物质。
- ·饮用包含乳酸菌的饮料。
- ·注意补充水分。

②促进大肠蠕动

适当运动
偶尔暖腹、按摩
促进胃结肠反射（※）

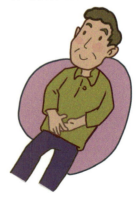

※胃结肠反射……进食后，胃部充盈，然后导致结肠的运动增强。

132

③养成规律排便的习惯

· 在固定的时间上厕所。

· 即便没有便意也要坐在马桶上

④采用合适的排便姿势

· 要以双脚着地的坐姿来排便。

· 身体保持合适的前倾，调整出合适的肛管直肠角（大约120°）。

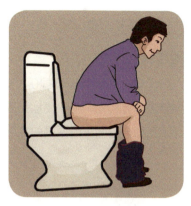

将双肘撑在双膝上能更容易地保持身体前倾。如果身边有扶手，则可以抓住扶手，方便腹部发力。

肛管直肠角

肛管直肠角在120°左右的时候，肛门与直肠几乎成一条直线，能让排便变得顺畅。并且身体保持前倾能轻松地增加腹压，让排便更加顺畅。

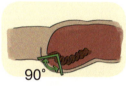

身体朝上（仰卧位）

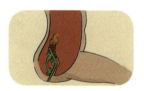

坐姿（保持前倾）

◎ 养成早晨排便的习惯

由于年龄增长以及运动不足导致的身体机能下降与肌肉衰退，大部分患者容易患上便秘。护理人员发现患者便秘后，要让患者养成每天早晨排便的好习惯。

早上起来后喝一杯水	吃早餐	坐在马桶上	排便姿势要合适
	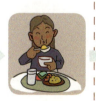	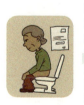	
喝水能引起胃结肠反射，让大肠开始蠕动。	促进大肠蠕动，积聚在S状结肠的粪便会移动到直肠。	促进大肠蠕动，积聚在S状结肠的粪便会移动到直肠。	大便排不出来的时候不要勉强。

○ 排泄护理用具

排泄用具

患者难以到厕所进行排便时，可以使用排泄用具帮助患者排便。排便用具种类繁多，有移动马桶、便盆、尿壶、纸尿片等。

（选择合适的排泄用具的方法可参考P116）

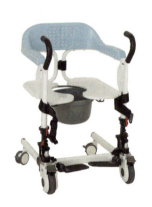

移动马桶

放置在床边使用。

患者能够起床，并且保持坐姿。

→使用例子可参考P122~125。

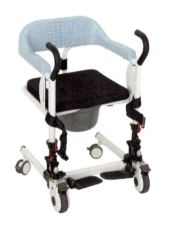

尿壶、便盆

尿壶和便盆是能够躺在床上使用的排泄用具。尿壶分男性用尿壶（左）和女性用尿壶（右），需要患者自己手持使用。

（使用例子可参考P126~127。）

盖上马桶盖就可以当作普通的椅子使用。家居风的移动马桶无论放在什么房间都能融入其中。

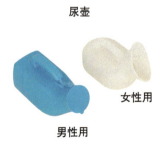

尿壶

女性用

男性用

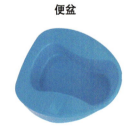

便盆

纸尿片、吸尿垫

纸尿片主要给卧床不起，并且难以感受到尿意和便意的患者使用。

（选择合适的纸尿片和吸尿垫的方法可参考P117）

（使用例子可参考P128~129。）

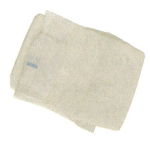

环贴型纸尿片
适合长时间躺在床上的患者以及患者睡觉时使用。跟吸尿垫一同使用能够减轻护理负担。

内裤型纸尿片
内裤型纸尿片偏薄，穿起来的感觉跟普通的内裤差不多。适合能够单独活动的患者以及外出的患者使用。

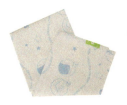

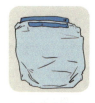

吸尿垫
内裤型纸尿片偏薄，穿起来的感觉跟普通的内裤差不多。适合能够单独活动的患者以及外出的患者使用。

大尺寸吸尿垫　　内裤尿垫（强吸水性）　　内裤尿垫

其他排泄辅助用具

进行排泄护理时也需要擦拭、清洗患者的私密部位。要使用合适的辅助用具，在保持干净的前提下进行护理。

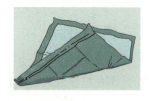

防水垫
防止弄脏被子的一次性防水垫。

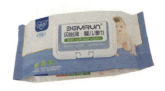

屁股擦拭湿巾
能将屁股擦干净的大尺寸湿巾。

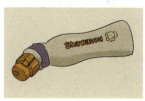

私密部位清洗瓶
能够准确清洗特定部位。

护理技术
Plus

如何防止老年人脱水

人体会将备用水分储存起来防止脱水。人变老后，人体储存的水分会减少，容易脱水。有的人不希望排尿太频繁，反而选择不喝水，导致身体难以感受生理上的变化以及喉咙干渴，最终使自己长时间不喝水。

为了防止老年人脱水，除了本人有预防脱水的意识意外，身边有人提醒自己喝水也是很重要的。一次性喝太多水会给身体带来负担，所以要提醒老年人要多次少量地喝水。

平时也要多观察，尽早发现脱水症状，观察变化，进而对症下药。老年人有可能会一下子陷入脱水状态，因此要多加留意。

■脱水时容易出现的症状

- 皮肤干燥
- 嘴唇、口腔黏膜干燥
- 体温上升
- 尿量减少
- 脉搏加速
- 血压降低
- 头晕脑胀

"脱水"究竟是什么？

人类会通过排尿将体内的有害废物排出，通过出汗调节体温。除此以外，还有水分会从呼气和皮肤自然蒸发。这些都是脱离人体的水分。如果水分不断流失，人体就会缺水，陷入"脱水"状态。

为了防止身体脱水，需要保持体内水分充足，也就是"流失多少水分就补充多少水分"。人体的正常需水量可以通过喝水、喝茶、喝汤等饮食中摄取。如果天气炎热或者做完运动导致出汗较多，则需要相应地补充更多的水分。

防止身体脱水所需要补充的水量大约每天1500mL。

PART 7

洗护护理

在这一部分，我们将学习如何帮助患者进出浴缸，以及如何帮助沐浴困难的患者擦拭身体、进行局部洗浴以及仪容整理，掌握保护患者个人隐私的、正确的护理技术。

洗护护理的注意事项与准备工作

让患者安全、舒适地沐浴

温水沐浴能让患者感到舒适，但也会伴随着患者身体状况突变、摔倒等危险。让我们来掌握帮助患者安全沐浴的知识和技术吧。

 要点整理

了解沐浴的5种功效

沐浴除了能保持身体清洁，还有其他功效。在了解沐浴功效的基础上，根据患者的身体状况进行护理是十分重要的。

- 清洗汗液和污垢，保持身体清洁
- 促进血液循环，缓解肌肉紧张
- 改善新陈代谢
- 放松身心
- 身体泡在水中会产生浮力，减轻身体关节负担

确保浴室环境良好

①提前加热浴室

将浴室温度加热到24℃左右，同时也要消除脱衣间和浴室的温差，防止患者身体出现热应激，导致事故发生。

热应激：指温差引起的血压急剧变化。热应激会引起心肌疾病和脑血管堵塞，导致沐浴时溺死或猝死。

②将洗澡水温度控制在中温

身体浸泡在中温（38~41℃）的洗澡水中会刺激副交感神经，稳定血压，具有较好的放松身体效果。

水温与身体机能的关系

	自律神经	血压	肌肉	肠胃运动	精神状态
38~41℃（中温浴）	刺激副交感神经	下降	松弛	活跃	放松
42℃以上（高温浴）	刺激交感神经	伤身	收缩	不活跃	紧张

③确保浴室环境不容易让人摔倒

确认进出浴缸时用的扶手、移乘板、洗澡椅等用具是否放置在了正确的位置。

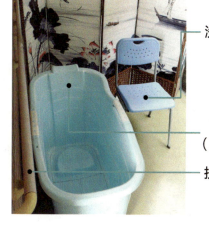

洗澡椅

移乘板
（长条型）

扶手

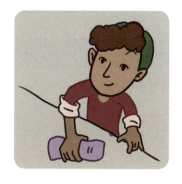

④时常保持浴室洁净

患者沐浴结束后要清扫浴室。浴缸等沐浴用具可以根据需要进行消毒。患者想要沐浴时，要让浴室保持洁净。

安全沐浴的注意事项

【沐浴前】

□与患者沟通，确认其身体状况以及是否想沐浴。

□检测患者的体温、血压和脉搏，判断患者能否沐浴。

□确认患者是否已经排泄。

□让患者喝一杯水补充水分。

□在充分考虑到患者个人隐私的基础上帮患者脱衣。

【沐浴中】

□清洗患者身体时，尽量让患者自己清洗，促进患者实现自立。

□留意是否有部位没有被清洗到。

□帮助患者进出浴缸时，要留意患者的身体状况。

□将泡澡时间控制在5分钟左右。

【沐浴后】

□确认患者身体是否有不适。

□沐浴后体力会有所消耗，要注意防止患者摔倒。

□注意不要让洗澡水变凉。

□让患者喝一杯水补充水分。

2 沐浴辅助

患者独自进出浴缸（左侧有偏瘫时）

让我们来看一看患有偏瘫的患者该如何进入浴缸吧。通过理解这些动作，我们能够在促进患者实现自立的同时对其进行安全的护理。

要点整理

若患者患有偏瘫则要好好利用护理工具与患者健侧

有的患者即便患有偏瘫，也可以通过护理人员为其准备的扶手、安装了移乘板的浴缸以及洗澡椅等用具独自沐浴。让我们在掌握辅助用具的正确用法的同时，也学习一下如何利用患者没有瘫痪的身体一侧（健侧）的手脚来让患者安全且自由地进出浴缸。

- 使用扶手、移乘板和洗澡椅
- 让患者没有瘫痪的身体一侧（健侧）靠在浴缸边上
- 让患者用健侧的手和脚来支撑身体进行移动

①坐在洗澡椅上

坐在洗澡椅面的中央位置。

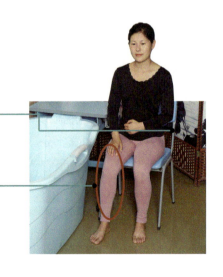

洗澡椅要放在与浴缸平行的位置，与浴缸边缘同高。

确认：患者健侧是否靠在浴缸边？

要让患者用健侧进出浴缸。确认洗澡椅摆放的方向能否让患者的健侧靠在浴缸边。

②移动到移乘板上

用健侧的手抓住浴缸边缘支撑身体，然后将屁股移动到移乘板上。

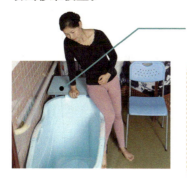

若浴缸上没有移乘板，则使用浴缸板。

注意！
抬起其中一条大腿的时候很容易失去平衡。要注意将重心控制在健侧（右）的脚上，让身体保持稳定。

③把脚放入浴缸

先将健侧的脚放入浴缸，然后用健侧的手将患侧的脚放入浴缸。

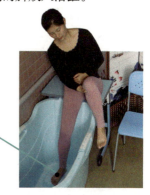

④让身体沉入浴缸

抓紧扶手（横向的），背靠浴缸内壁，让身体一点一点地滑入水中。

注意！
弯曲健侧膝盖，使劲踩住浴缸底部，让患侧依靠浮力自然地向前伸展。

⑤动作完成

伸展双脚，用健侧的脚底踩住浴缸内壁，让身体保持平稳。

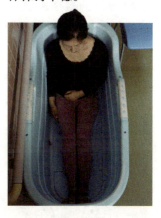

离开浴缸时：

·抓紧扶手站起来

·坐在移乘板上

·与进入浴缸时相反，先让患侧的脚出去后再让健侧的脚出去。

·移动到洗澡椅上，注意点与进入浴缸时相同。

护理人员的 注意事项

如果浴缸较大，患者身形较小，双脚无法踩到浴缸内壁，或者浴缸较深，浮力使身体浮起导致无法坐稳，则需要将浴缸椅放入浴缸中，减少患者身体与浴缸内壁和底部的距离差。

帮助患者进入浴缸（左侧有偏瘫时）

帮助患者安全进入浴缸内。参照一个人进入浴缸时的动作，充分考虑患者自身的身体情况，帮助患者早日实现自行洗浴。

①交谈

护理人员：在患者的患侧（左）蹲下，进行交谈时与患者对视。

患者：坐在洗澡椅的中间。

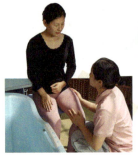

xx女士/先生，我们准备开始洗澡了，可以吗？

洗澡椅应与浴缸平行放置。

③将患者的腿移至浴缸内

护理人员：扶住患者患侧的腿，帮助其进入浴缸。

患者：抓住浴缸的边缘，自己先将健侧的腿放入浴缸内。

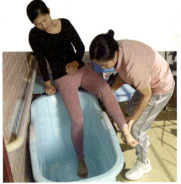

②将患者移至浴缸边缘

护理人员：用手扶住患者患侧的胯骨和膝盖，帮助患者移动身体。

患者：用健侧的手牢牢抓住浴缸的边缘

请您用右手撑着稳定住身体，身体慢慢往里挪动。

注意！
跟患者进行交谈，使其心理上有一个提前准备。

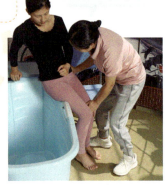

接下来我们把脚慢慢放入浴缸内。我来帮您把右脚放进去。

注意！
在抬起患者患侧大腿时，要从下方抓住腘窝处及脚腕，帮助患者稳定身体。

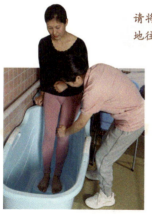

请将臀部尽可能地往前挪。

④**将臀部往前挪动**

护理人员：用手扶住患者患侧的腰与膝盖，帮助患者移动身体。

患者：健侧的手用力抓住浴缸的边缘，慢慢地将臀部往前挪动。

请牢牢抓住扶手，慢慢地坐下来。

⑤**身体安坐在浴缸内**

护理人员：稳定住患者身体，慢慢地帮助患者坐到浴缸内。

患者：健侧的手牢牢抓住边上的扶手。

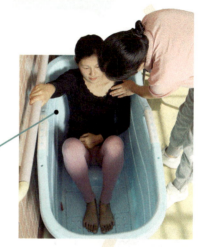

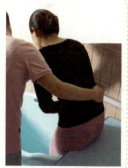

注意！

护理人员应扶住患者的肩膀和腰部，像鞠躬一样让患者身体前倾，慢慢坐下来。

⑥**完成！**

护理人员：最后一步确认患者的身体状况。

患者：将双腿伸直，健侧的脚掌紧紧贴住浴缸，稳定住身体。

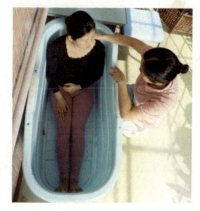

有没有觉得身体哪个地方有什么不适？请好好暖暖身子。

帮助患者起身出浴缸（左侧有偏瘫时）

患者洗澡后会出现体力下降，或因副交感神经兴奋出现血压降低的情况，须时刻关注。此外患有偏瘫的人容易摔倒，在护理时需要十分留意。

①抓住扶手

护理人员：与患者眼神相对，进行交流。

患者：健侧的腿先弯曲膝盖，抓住边上的扶手。

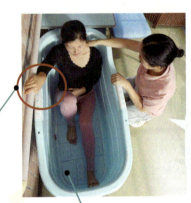

下面我们要出浴缸了，您准备好了吗？

注意！
扶手抓握的位置应便于患者站立。没有扶手时，可以抓住浴缸的边缘。

注意！
应在浴缸底部铺设防滑垫，便于患者用健侧的腿发力站起。

②帮助患者站立

护理人员：用手扶住患者的肩膀和腰部，像鞠躬一样帮助患者站立。

患者：抓住扶手，健侧的腿发力站起。

您现在站起来后有没有觉得头晕眼花呢？

③帮助患者坐到浴缸边缘

护理人员：帮助患者坐到浴缸边缘，调整臀部的位置。

患者：健侧的手抓住扶手，将臀部慢慢往洗澡椅一侧（浴缸外侧）移动。

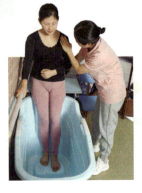

请您牢牢抓住扶手。下面我帮您坐到浴缸边上。

④ 将患侧的腿移出浴缸

护理人员：双手扶住患者患侧的腿，慢慢抬出浴缸。

患者：用手扶住浴缸的边缘，将身体重心移至健侧。

> **注意！**
> 在抬起患侧大腿时，要让患者将身体重心调至健侧，将身体往另一侧倾斜。

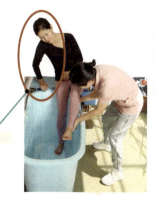

请紧紧扶好，慢慢地倾斜身体。我来帮您把左脚抬出来。

⑤ 将健侧大腿移出浴缸

护理人员：扶住患者的肩部。

患者：用手撑住浴缸的边缘，自己将健侧大腿抬出。

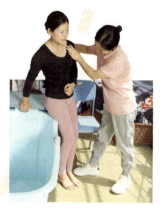

请您自己慢慢把右脚从浴缸里抬出来。

⑥ 将患者移动至洗澡椅上

护理人员：扶住患者的肩膀和腰部，帮助患者移动身体。

患者用手撑住浴缸边缘，慢慢将身体移动到洗澡椅上。

⑦ 结束

护理人员：最后确认患者的身体状况

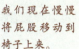

我们现在慢慢将屁股移动到椅子上来。

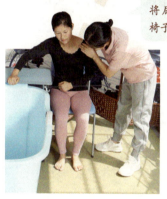

现在我们洗好澡了。您觉得有什么不舒服的地方吗？

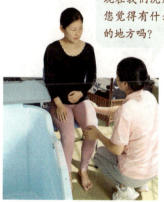

3 擦拭与局部洗浴时的辅助

了解清洁身体的目的

对于一些洗澡比较困难的患者来说，进行擦拭和局部洗浴可以维持身体的干净。同时这也会帮助患者改善心情，因此需要掌握正确的步骤。

要点整理

注意室温以及患者隐私，进行准备

不论是擦拭身体还是局部洗浴，与洗澡一样都是为了使血液循环更流畅，使身体得以放松。这两项都是在让患者坐在床上来进行的，因此事前准备和调整环境是很重要的。擦拭身体与部分洗浴的共通处有如下3点。

- 将室温设置在24℃左右，不要让身体着凉
- 所需用品要毫无遗漏地提前备好
- 留意水温

在擦拭身体和进行局部洗浴前要与患者交谈

在擦拭身体前，别忘了要确认患者的身体状况。不要一下子擦拭全身部位。可以一天只擦拭上半身或者只擦拭患者的双脚，如此分部位擦拭也可以减轻患者负担。

此外，在时间和精力允许的情况下，可以帮患者洗手，洗脚，洗头发。

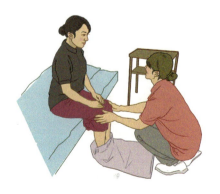

xx女士/先生，接下来我来帮您洗脚，您看可以吗？

擦拭身体及洗脚时"洗浴毛巾"的使用方法

擦拭或清洗身体时，如果湿毛巾的边缘甩来甩去会使患者觉得阴冷，因此洗浴毛巾要折叠后使用。没有洗浴毛巾时，也可以用手帕来代替。

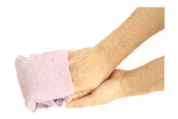

洗浴毛巾的折叠方法

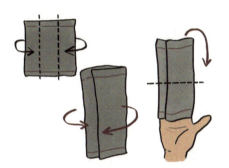
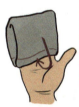

> **注意！**
> 在脸盆里准备稍热的水（50℃左右），然后在已折叠好状态下直接用水沾湿毛巾。

1. 将毛巾（正方形）三等分折叠

2. 三等分折叠后，将手插入毛巾内的空隙处，然后再将其往手心方向折叠。

3. 将折叠后的毛巾边缘再往里折叠，随后直接将手和毛巾一同浸入热水中。

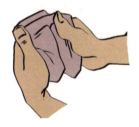

4. 用另一只手来挤掉多余的水

用微波炉加热毛巾

在家可以自己制作热毛巾。将毛巾沾水浸湿后挤掉多余水分，装入塑料袋内，放入微波炉（500W）加热3分钟左右。

> **注意！**
> 如果毛巾拧得太干，会对皮肤造成伤害。毛巾内剩余的水要足以使毛巾可以在皮肤上来回滑动。

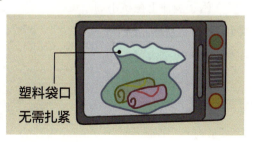

塑料袋口无需扎紧

147

患者躺在床上时进行身体擦拭（全身擦拭）

擦拭身体需要裸露身体的某个部位。要注意室内温度和保护好患者的隐私。基本的擦拭顺序应为由身体末端到身体中心。

◎ 全身擦拭的顺序及方法

擦拭全身时，应按照"脸部→脖子、手部→手臂→腋下→胸部→腹部→背部→臀部→腿部→脚部"的顺序进行。

擦拭的方向应为由身体末端到身体中心。为了促进血液循环，擦拭时应考虑血液流回心脏的方向。不同的部位有不同的擦拭方法。

脸部·脖子

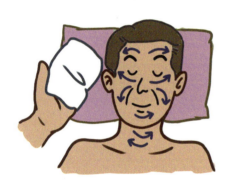

·由内向外擦拭，擦拭顺序为眼周→额头→鼻子→脸颊→嘴部。

·眼周部分应由内眼角向外眼角方向擦拭。

·不要用毛巾的同一面擦拭双眼。

·鼻翼两侧、皱纹之间、耳后部位、脖子附近等需要仔细擦拭。

手部·手臂

·由身体末端向身体中心方向擦拭。

·擦拭手部时还应仔细擦拭指缝。

·沿手腕往上擦拭小臂和手肘，然后再沿手肘往肩膀方向擦拭大臂。

·手肘周围及腋下要仔细擦拭。

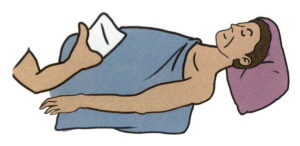

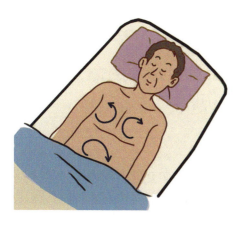

胸部·腹部

·擦拭胸部时应由内向外以画圆的方式进行擦拭。

·如果患者是女性还应擦拭乳房下部。

·腹部应考虑到大肠的走向，以肚脐为中心顺时针进行擦拭。

背部·臀部

·将患者身体往一侧倾斜并固定住。如果患者患有偏瘫，应让偏瘫一侧身体朝上。

·背部应由下至上以螺旋的方式擦拭。

·臀部应由外向内画圆擦拭。

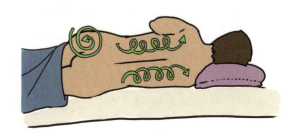

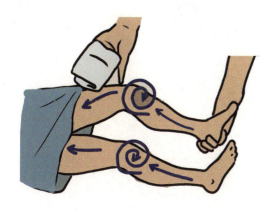

腿部·脚部

·由身体末端向身体中心方向擦拭

·抓住患者的脚，由脚腕向膝盖方向，再由膝盖向大腿方向进行擦拭。

·腘窝处、脚趾缝以及脚掌需要仔细擦拭。

患者坐在床上洗手（手浴）

对于洗澡困难的患者来说，通过手部洗浴可以获得舒适感，也可以促进血液循环。因其比较方便进行，所以可以经常进行手部洗浴。

①准备

护理人员：将床铺摇起，使患者上半身保持直立，将枕头置于患者背后稳定身体。

将防水垫及浴巾叠在一起放置在桌上。

所需物品：
· 防水垫
· 浴巾
· 小枕头（毛巾）
· 洗脸盆
· 热水（38℃～40℃）

将热水倒入洗脸盆内

注意！
将用毛巾做成的毛巾枕头置于患者手肘的下方，可帮助其减轻负担。可以用细长的毛巾慢慢卷起来，然后两侧用橡皮筋捆住即可做成毛巾枕头。

xx女士/先生，我们现在来洗手了，我帮您把手放到脸盆里。请问水温还可以吗？

②交谈

护理人员：站在患者斜后方，一边跟患者交谈，一边帮助患者慢慢地将手放入洗脸盆内。

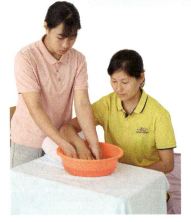

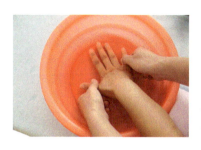

③洗手背

护理人员：待患者手稍稍变热后，先开始从手背洗起，轻柔地进行摩擦洗去污垢。还要记得帮患者清洗手指根部。

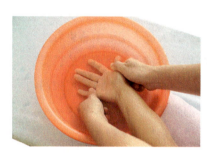

④洗手掌

护理人员：用手指轻柔地按压患者的手掌帮助患者清洗，这样患者会比较舒服。

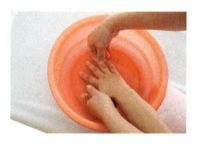

⑤手指单独清洗

护理人员：将患者的手指由指尖向手指根部方向进行清洗，这可以帮助促进血液循环。

⑥用毛巾擦拭

护理人员：将患者的手臂从毛巾枕头上拿下，然后用浴巾保住患者的手慢慢地擦拭，手指缝也要记得擦拭。

接下来帮您擦手，然后帮您洗另外一只手。

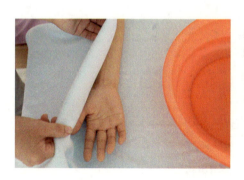

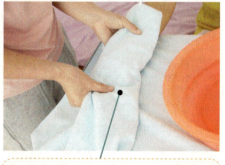

注意！
手在浸过热水后容易起皱，因此不能用力摩擦否则会擦破皮。应轻柔地按压擦拭。

患者坐在床上洗脚（足浴）

通过洗脚可以维持足部清洁，还可以促进血液循环，帮助放松使患者睡得更香。请牢记以下步骤。

①准备

护理人员：用浴巾将患者的脚包裹住进行保温。将患者的裤脚卷起来，将盖在腰部附近的浴巾两端夹在双腿之下。

患者：坐在床边。

所需物品：
· 防水垫
· 浴巾
· 毛巾（擦拭水壶用）
· 洗浴毛巾
· 水壶
· 洗脚桶
· 洗脚盆（足浴用）
· 热水（50℃左右）

注意！
在患者的脚下需要铺设防水垫和浴巾，以防热水溅到地板上。
在准备阶段可以将防水垫和浴巾卷在一起，这样可以快速使用。

注意！
洗浴毛巾需要折成口袋状（参照P147）将除大拇指以外的所有手指放入其中进行使用。

床护栏

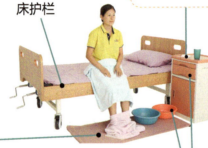

由于所需物品较多，可以放在可移动的架子上提前备好。

在洗脚盆内倒入热水。在刚准备时可以倒入温度较高的水（50℃左右）以便在正式洗脚时温度刚好降至适宜温度（38℃～40℃）

护理人员的注意事项

如果患者患有偏瘫的情况，应先从偏瘫一侧的脚开始洗起。在将患者的脚放入洗脚盆时，要注意患者的坐姿是否稳定。而患者则可以在足浴期间抓住床边上的围栏稳定住身体重心。

注意！
用毛巾擦拭水壶的底部，防止水流到地板上。请选择大小合适的水壶。

②单侧脚冲洗

护理人员：将患者的单侧脚放入洗脚盆中，用热水清洗。

> **注意！**
> 护理人员应单手扶住患者脚后跟，先将热水慢慢倒在自己的手腕上确认水温。尤其是当患者有偏瘫时，对温度不敏感，因此尤其要注意水温。

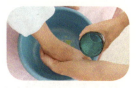

> 我们先暂时这样让脚热起来。

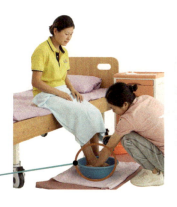

> 接下来我开始帮你冲洗双脚。如果水温过热或者过冷请及时告诉我。

③倒入热水

护理人员：在患者的双脚都放入洗脚盆后，开始倒热水一直到患者脚踝处，然后静置3～5分钟。

④清洗脚趾

护理人员：使用洗浴毛巾，仔细地清洗患者的每个脚趾及脚趾缝。

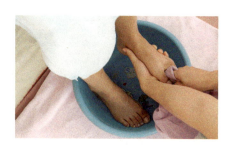

⑤冲洗

护理人员：分别扶住患者双侧脚后跟，用热水冲洗。

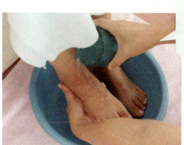

> 接下来我来帮您冲洗。水温还可以吗？

> 接下来我帮您擦脚，然后帮您洗另一只脚。

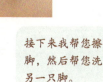

⑥用毛巾擦拭

护理人员：将患者的脚抬出洗脚盆，用浴巾包裹以后按压式擦拭，脚趾之间也要擦干净。

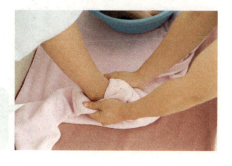

患者躺在床上洗发

对于卧床不起无法洗澡的人来说，洗头可以帮助他们清洁头发，也可以使他们心情愉悦。此项适合在患者身体情况合适时进行。

①准备

护理人员：将所需物品备齐，放好。

注意！
开兰式垫市面上可以买到，也可以使用浴巾和塑料袋制作。
（详细请参照P161）

提前考虑好物品使用的先后顺序和方便拿取程度，提前放置在架子上。

所需物品：
·防水垫
·浴巾
·洗头槽
·擦脸毛巾2条
·小枕头（毛巾）
·水桶2个
·水壶
·热水（38℃～40℃）

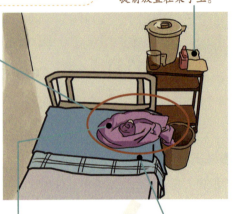

（毛巾枕头做法请参照P150。）
制作完毕后，将其放置在患者头部下方，这样可以稳定患者头部也便于洗发。

床上叠放防水垫和浴巾

将洗脸毛巾折叠成细长状后放置于脖子下方，然后从后向前围起来包裹住脖子。

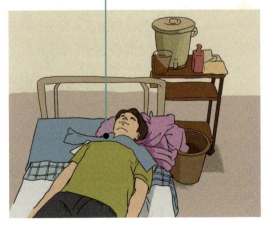

②让患者躺下

患者：躺在床的对角线上。

注意！
在患者膝盖下方放置枕头可以帮助患者稳定身体，也可以使患者保持舒服的姿势。此外，可以在患者身上盖一条毛巾毯防止着凉。

③用热水冲洗

护理人员：站在患者头部一侧，用水壶将患者的头发冲湿。

注意！
用手挡住患者的脸以防热水冲到脸上，也不要将水弄进患者耳朵里。

xx先生，我现在帮您冲洗头发，请问水温合适吗？

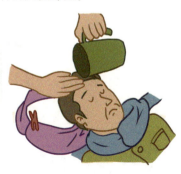

④洗发

护理人员：抹上洗发露，用指腹按揉头皮使洗发露起泡。然后轻柔地扶住患者头部仔细进行清洗。

⑤冲洗头发

护理人员：用水壶倒热水冲洗掉泡沫。根据患者意愿选择是否使用护发素。

我现在帮您洗头发。有没有什么痒的地方呢？

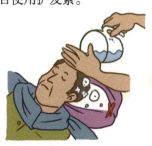

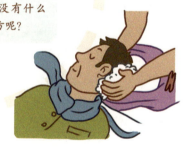

⑥用毛巾包裹住头部

护理人员：用刚才围住脖子的毛巾包裹住头发，让毛巾充分吸走水分，这样可以节省吹干头发的时间。

⑦吹干头发

护理人员：用吹风机吹干头发，注意不要让热风吹到患者的脸和耳朵。

我现在帮您吹干头发，如果太烫了请您告诉我。

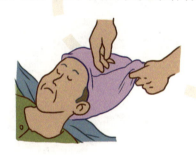

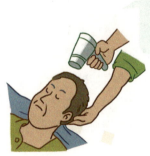

155

4 整理仪容护理

要注重仪容仪表

剪指甲、刮胡子、刷牙等都属于整理仪容的行为。本节我们将介绍一些基本的整理仪容的护理技巧。

要点整理

注重仪容仪表的意义

如果有口臭等仪容仪表没有做到位的地方，就无法跟他人维持正常社交关系。此外如果患抑郁及认知障碍的话，随着病情发展会更加不注意自己的外在形象。观察患者如何整理仪容在把握患者身体情况变化上十分重要。

整理仪容主要有以下3种效果。

○ 促进与他人的交流
○ 调整生活节奏
○ 改善心情

○ 辅助患者剪指甲

指甲太长的话一不小心可能会弄伤自己的皮肤，而且比较容易折断。在剪指甲前，要确认患者的指甲及其周围是否有异常情况。

护理人员的注意事项

护理人员只能在以下情况帮助患者剪指甲：患者指甲没有异常、指甲周围的皮肤也未见化脓和发炎、患者未患有如糖尿病等需要专门护理的疾病。在此情况下，可以帮助患者用指甲钳和指甲锉剪磨指甲。

①应在洗澡或进行手浴和足浴后，指甲变软时在帮助患者剪指甲。

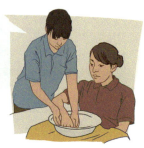

洗完手以后我帮您剪一下指甲吧，您看可以吗？

②护理人员应像自己剪指甲时一样，站在患者的边上与患者保持一个方向而并非站在患者正面。

③不要将指甲剪得过深或者两侧剪得过深。在帮助他人剪指甲时，容易剪太深，因此要十分注意，应该剪成方形的。

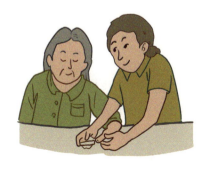

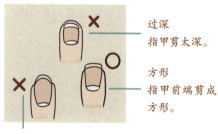

过深
指甲剪太深。

方形
指甲前端剪成方形。

两侧过深
指甲前端剪得圆润，两侧剪得太深。

注意！
脚趾甲相对来说比较硬、比较容易折断，应一点点地仔细修剪。但是脚趾甲剪得太方的话容易刮到袜子，所以应剪得圆润些，更加安全。

○ 辅助患者刮胡子

当患者为男性时，需要帮助其刮胡子。如果是护理人员为其刮胡子，出于安全考虑应使用电动剃须刀。

护理人员单手拿住电动剃须刀。诸如脸部轮廓处等比较难剃的地方，可以用另一只手将皮肤撑开进行剃须。

电动剃须刀应大致与皮肤保持90°。

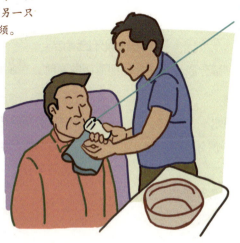

○ 辅助患者进行口腔护理

口腔护理是指维持口中环境的清洁，除了可以预防龋齿和牙周病以外，还可以帮助维持正常口腔功能，预防误吸性肺炎。

用牙刷进行清洁

口腔护理需要分别使用海绵牙刷和普通牙刷。刷牙的主要目的在于除去餐后残留在牙齿上的食物残渣，防止蛀牙。口腔内比较容易脏和积攒污垢的地方需要仔细清洁。

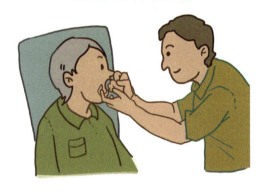

xx女士/先生，接下来要刷牙了，您看可以吗？请稍稍张开嘴。

辅助时姿势

将床摇起，帮助患者起身，护理人员站在患者的身边。与患者眼神相对，用手轻轻地扶住患者的下巴，边仔细观察口腔内情况边清洁。

※ 禁忌 ×

患者的下巴如果抬得太高，会容易将唾液和去除下来的食物残渣误咽入气管内，因此要轻轻地扶住患者的下巴。

不要忘记假牙的清洁

假牙分为全口假牙和部分假牙。注意仔细清洁的同时，在装拿时也应十分小心。

关于清洗
· 使用冷水或温水
　禁忌×热水 →假牙变形
· 使用牙刷
　禁忌×牙粉 →假牙受损
· 小心处理
　禁忌× →假牙损坏

假牙保管
· 在睡前摘除假牙，放入水或专用的假牙清洁剂中
　禁忌×晾干 →假牙变形

刷牙的顺序

①用海绵牙刷去除食物残渣

用海绵牙刷（参照P160）将口腔内所有食物残渣去除。

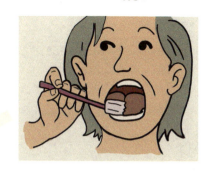

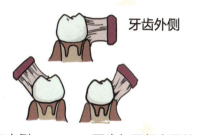

牙齿外侧

牙齿内侧　　　　牙齿与牙龈交界处

②用普通牙刷清洁牙齿

使用牙刷时，请注意以下3点并仔细清洁：

· 像拿铅笔一样拿住牙刷
· 将牙刷的刷头放着合适的地方
· 稍稍用力一点点地刷

③用舌苔专用刷刷去舌苔

舌苔覆盖在舌头表面，如果放任不管会导致口臭。舌苔专用牙刷（参照P160）不要使用太大力，由里向外轻柔地刷动。

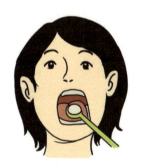

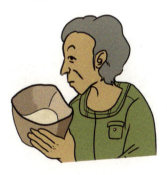

④漱口将污垢冲洗干净

漱口，将口腔内残留的或是未清除干净的污垢冲洗走。

口腔护理用具

清洁口腔有物理清洗和化学清洗两种方法。准备好必要用具，视患者身体情况的好坏来进行护理。

物理清洗

使用示例：P158～159

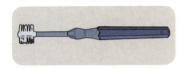

护理专用圆筒形牙刷

通过刷牙不仅可以去除牙齿上的污垢还有一定的按摩效果。在考虑患者身体承受情况下，选择高效且清洁效果好的产品。

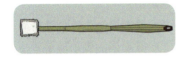

口腔护理海绵牙刷

主要用于去除口腔内及舌部的污垢。外侧设计为海绵波浪形，可以将口腔内的各个角落清干净。

舌苔专用牙刷

可以在不损伤舌部的情况下，去除食物残渣和舌苔。刷毛部分的材质多种多样。

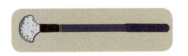

刷毛部分由树脂制成，卫生且便于清洗。

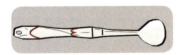

食物残渣及舌苔会附着在前端部分，需要一遍观察一遍清理。

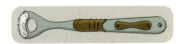

刷毛较软，可以在刷牙的同时进行清洁。

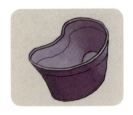

漱口杯

主要用于盛放患者漱口后吐出的漱口水。轻盈较深的漱口杯使用起来较为方便。

口腔护理湿巾

网格状外形，主要用于需要轻柔去除口腔内污垢时使用。此外也有助于预防口臭。

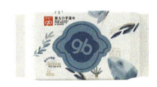

化学清洗

使用口腔清洁剂

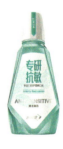

漱口水
使用无酒精温和配方的且具有一定的口臭预防效果漱口水。

◦ **身体清洁**

洗澡和清洁身体时的护理用品

洗澡椅·洗浴台

　　其目的在于确保患者进出浴缸以及在洗浴过程中的安全。洗澡椅分为有靠背和无靠背、有扶手和无扶手等多种类型。

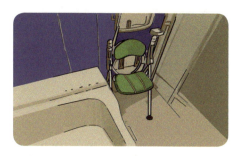

有靠背的洗澡椅。可以选择能够根据患者体型及身高来调整高度的产品。

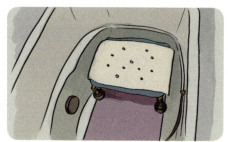

可以放入浴缸内使用的便利洗浴台。其四角设置了防滑橡胶。

足浴用洗脚桶

　　清洁双手时一般使用的是普通的洗脸盆，但足浴时推荐使用专门的足浴用洗脚桶。

这是一款大号的足浴用洗脚盆，其特点为模拟了双脚的形状以及拥有足够的深度。脚掌处的凸起部分有刺激穴位的作用。

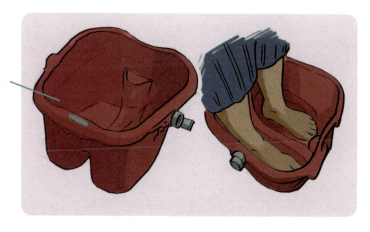

使用示例

开兰式垫（洗发垫）

开兰式垫由橡胶制成，可帮助患者直接躺在床上进行洗发。其设计亮点在于患者在垫子内洗头后，冲洗的水会朝着一个方向进行流动。

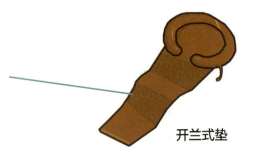

开兰式垫

开兰式垫的制作方式

开兰式垫可以使用毛巾和塑料袋等材料自行制作。下面来介绍基本的制作流程。

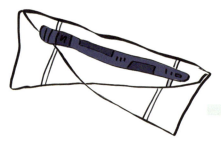

1. 将浴巾沿对角线折叠，其上放置一张提前卷好的细长报纸。

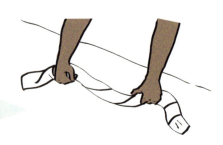

2. 以报纸为中心，慢慢地卷起来。

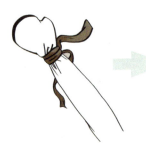

3. 两端用橡皮筋扎紧。

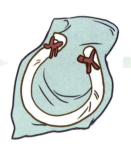

4. 装入塑料袋内，两端用晾衣夹夹住。

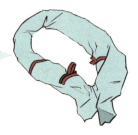

5 最后将其调整为一个圆形即可。

使用示例：P154~155

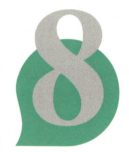

PART 8

预防感染及紧急处理

对于必须与患者接触的护理人员来说，自己不能成为病毒传播者，因而护理人员也需采取预防感染的措施。接下来一起学习当紧急情况发生时，我们该如何采取应对措施。

1 标准预防措施的实施

正确进行手指消毒（洗手）及口罩佩戴

标准预防对策为适用于所有患者的预防感染措施。接下来我们学习与患者接触前后如何进行正确的"手指消毒（洗手）"及"口罩佩戴"。

了解标准预防措施的必要性

标准预防措施（standard precaution）不单以感染者为对象，而是适用于所有患者的感染预防措施。

在护理场所，因患病或高龄而免疫力低下的人较多，因此一般情况下不会造成感染的细菌或微生物此时可能会引发重症。

具体内容为，在对患者进行护理的前后务必对手指进行消毒，如有可能接触到血液或汗液以外的体液（唾液、鼻涕、痰液、尿液、大便）时，需穿戴防护用具（口罩、防护服等）。

接下来对"手指消毒（洗手）""口罩佩戴"以及"手套摘取方式"进行说明。

手指消毒（洗手）

①选择消毒方法

消毒方法有以下两种：用清水以及肥皂清洗或使用含有酒精的免洗消毒液消毒。

在进行接触患者身体的活动前后，根据污渍的程度选择适当的消毒方法。

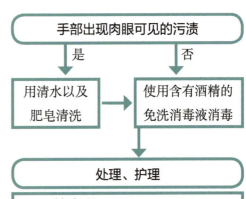

手部出现肉眼可见的污渍

是 → 用清水以及肥皂清洗 → 否 → 使用含有酒精的免洗消毒液消毒

↓

处理、护理

手部保湿

多次洗手或消毒后手会变得粗糙龟裂。为了防止细菌进入龟裂后的皮肤缝隙内，请及时涂抹护手霜等保湿产品防止手部皮肤干燥。

②洗手

进行日常洗手时，需要关注一些容易忽略的部位，按照固定时间以及流程进行。

准备

· 将指甲剪短

· 取下戒指，或将戒指稍微错开

· 摘下手表（为了能洗到手腕）

· 将袖子卷起（为了能洗到手腕）

· 使用一次性纸巾（不共用擦手纸）

· 建议使用液体肥皂（尽量不使用固体肥皂）

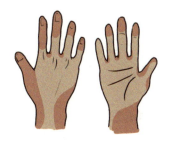

容易忽略的部位

手背　　　手心

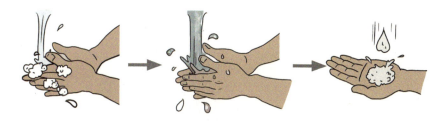

A. 用水打湿双手。　　B. 倒适量肥皂液于掌中。　　C. 双手摩擦使肥皂液起泡。

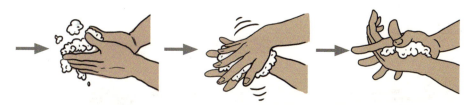

D. 将一只手的手掌附于另一只手手背上摩擦。　　E. 将五指交叉清洗。　　F. 用一只手握住另一只手的大拇指摩擦清洗。

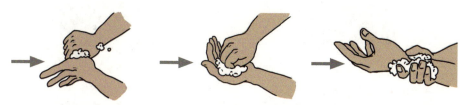

G. 将一只手的指尖和指甲之间的位置放到另一只手的手掌中摩擦清洗。　　H. 手腕位置也请好好清洁。　　I. 用清水仔细冲洗。最后用纸巾认真擦干。

口罩的佩戴

佩戴口罩不仅可以阻挡感染后有症状者在咳嗽或打喷嚏时产生的飞沫，也可以在一定程度上防止飞沫扩散。没有感染的人佩戴时也可以防止外部细菌或病毒进入体内。

另外，佩戴口罩也能避免在护理时被污染的手接触到口鼻，从而降低接触感染。接下来介绍正确的口罩佩戴方法。

佩戴方法

将鼻梁条弯折后将口罩覆于脸上，再将耳带挂于双耳。

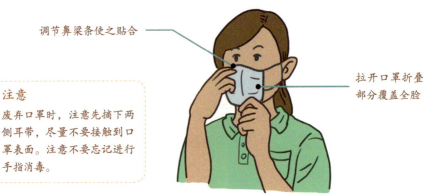

调节鼻梁条使之贴合

拉开口罩折叠部分覆盖全脸

注意
废弃口罩时，注意先摘下两侧耳带，尽量不要接触到口罩表面。注意不要忘记进行手指消毒。

※ 禁忌 ×

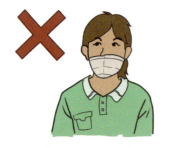

露出鼻子：口罩未覆盖鼻子
鼻子（鼻孔）是病毒进入身体的通道，当戴口罩露出鼻子时，口罩效果会减半。在佩戴口罩时请覆盖住鼻子。

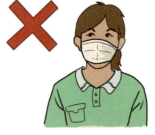

露出下巴：口罩未覆盖下巴
佩戴口罩时如不覆住下巴，细菌就容易从嘴巴进入。在佩戴口罩时请拉开折叠部分覆盖住下巴。

护理用手套的摘取方法

在护理时并非所有场合都会使用到口罩，但需要接触到患者的血液、体液、排泄物、呕吐物、患处或是护理人员自己手上有伤时，请务必佩戴手套。并且需要在每次护理结束了之后进行更换，在佩戴手套前后进行手指消毒（洗手）。

护理前后摘下手套的方法如下。

手套的摘取方法

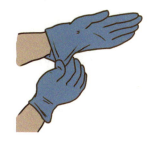

A. 一只手抓住另一只手的手套外侧。

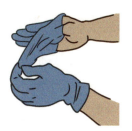

B. 将手套反向脱下。

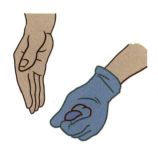

C. 将摘下的手套握于戴手套的
一侧手掌中。

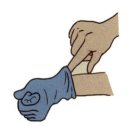

D. 已脱下手套一侧的手指从另一
侧手套内侧伸入。

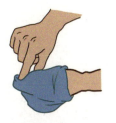

E. 将口罩反向脱下并尽量不接
触到手套外侧。

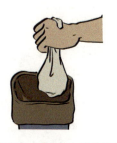

F. 将摘下的口罩尽快扔进垃圾桶。

167

② 生命体征的检测

正确掌握患者的身体情况

对于护理人员来说，每日仔细观察患者身体情况十分重要。而观察的指标就是生命体征。接下来我们一起学习正确的生命体征测量方法。

确认生命体征

生命体征，是指人类存活状态时的各项指数，具体包括"体温""血压""脉搏""呼吸"，这四项均有正常值。比较正常值与实际测定值的差异，就能够把握患者的健康状态。但老年人的个人数值会有较大差异，因此将其数据与其以往数据比较尤为重要。

要点整理

生命体征测量时的注意事项

①总是在同一条件下测量：定期测量时，需要统一测量时间以及测量的手臂。

②让被测患者放松：特别是测量血压时，有些患者在测血压时看到穿着白大褂的医护人员会紧张而导致血压上升，此时的数据就会有偏差。注意让患者测量时放轻松。

③正确记录，必要时报告：测量的数据要准确无误地记录，如有异常数据或是护理人员注意到的与往常数据时需向医护人员报告。

体温

测量

·有水银温度计、电子温度计、耳温枪等。

·以直肠→口腔→腋窝（腋下）的顺序测量。

·从腋窝测温时，为了能够接触到腋窝中央的感温部位，应从前上方45度角插入温度计。

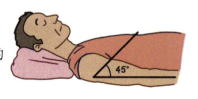

·37℃以上为高温，34℃以下为低温。

血压

测量

· 血压是指血液在血管内流动时作用于血管壁的压力。

· 正常值:

最高(收缩压)**血压130mmHg** 以内且最低(舒张压)**血压85mmHg** 以内。

· 测量时的姿势以及心情也会影响血压的高低。

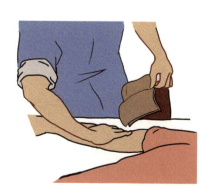

脉搏

测量

· 观察脉搏的次数、节奏(整齐与否)、强弱、紧张程度。

· 一般在桡骨动脉进行测量(掌跟附近)。三指(食指、中指、无名指)放于动脉正上方,指腹轻按进行。

· 一般情况下,正常的脉搏范围是每分钟60~100次。不满60称为心动过缓,大于100称为心动过速。

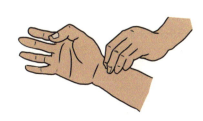

呼吸·氧饱和度

测量

· 观察呼吸次数、深浅以及频率等。

· 呼吸容易因为人的意识而发生变化,因此测量时尽量让患者保持放松。

· 一般情况下,呼吸频率为每分钟16~20次。

· 经皮氧分压监测仪(脉搏血氧计)能够测量动脉血液的氧饱和度(一般为96%以上)。

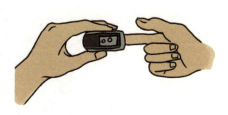

③ 误咽、窒息时的应对方法

将卡在喉中的异物取出

一部分患者因年龄较高或患有疾病从而导致咀嚼或吞咽能力下降。二者皆容易导致误咽，接下来一起来学习正确的应对方法。

○ 了解误咽时的应对方法

在用餐时如果噎住或不停地咳嗽，就有可能是食物进入了食道发生了误咽。

如果气管没有受到影响，患者本人能够咳嗽，请让患者保持咳嗽。如果食物堵住气管，患者无法咳嗽时，需要替患者取出异物。

首先呼叫救护车，再根据具体情况做出适当的应急措施。

防止窒息的基本姿势

当患者失去意识时，舌头堵住气管或是呕吐物卡在喉咙里时容易引发窒息。这种时候需要帮助患者改变体位，使其便于呼吸。这种体位叫做回复体位。

【要点】

·接近于俯卧的侧卧姿势。

·头部需要稍稍后仰，确保气管通畅。

·将口部朝向地面，确保呕吐时呕吐物能自然流出。

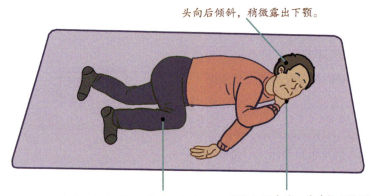

头向后倾斜，稍微露出下颚。

将前腿弯曲并拉至靠近腹部位。

弯曲上侧手肘，将手枕于脸下。

170

处理办法

用手指将异物掏出

一只手将患者的嘴张开，确认其中情况。如能看见异物，另一只手的食指伸入口中，用指尖勾住异物后掏出。

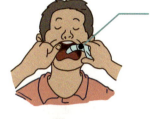

在手指上缠绕手帕或者纱布。

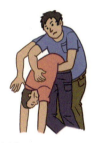

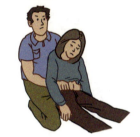

背部叩击法

站于患者身后，一只手支撑患者腹部使患者头部向下。在保持该姿势的同时，另一只手（手掌）用力击打肩胛骨中间位置。

背后环抱胸部按压法

从患者背后环抱患者，右手从前方握住左手，双手贴在患者胸部下方猛烈施压。无论患者站立或者坐下时都可使用该法。

※该法不适用于老年人及婴幼儿。

避免食用难以吞咽的食物

对于吞咽能力较弱、吞咽困难的人来说，需要注意他们所吃的一日三餐。食物中既有容易吞咽的，也有难以吞咽的。在这里介绍一些难以吞咽的食物。请尽量避免直接提供这些食材给患者。但是，部分食材在长时间烹煮或用玉米淀粉勾芡之后就会变得容易吞咽。因此，在考虑营养均衡以及患者喜好的基础上，也可以加工后提供给患者。

*在口中容易散开，难以集中咀嚼

玉米、魔芋、鱼板、蛋糕、花生、水煮蛋（蛋黄）

*黏度较低的液体

汤水

*容易黏附在口腔上

海带、海苔

*除上述外（硬物、酸味较强的食物）

莲藕、牛蒡、腌渍食品

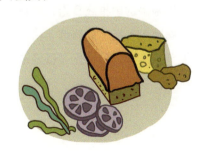

海姆立克急救法

急性呼吸道异物堵塞在生活中并不少见。气道堵塞后患者无法进行呼吸，可能致人因缺氧而意外死亡。海姆立克急救法（Heimlich Maneuver）也称为海氏手技，是美国医生海姆立克先生发明的。1974年他首先应用该法成功抢救了一名因食物堵塞了呼吸道而发生窒息的患者，从此该法在全世界被广泛应用，拯救了无数患者，因此该法被人们称为"生命的拥抱"。

①婴幼儿抢救方法

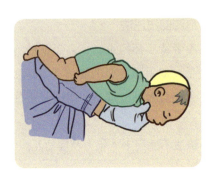

运用海姆立克急救法抢救婴幼儿时，操作手法与大人的操作手法不同，需要特别注意3岁以内小孩。应该把孩子抱起来，一只手捏住孩子颧骨两侧，手臂贴着孩子的前胸，另一只手托住孩子后颈部，让其脸朝下，趴在救护人膝盖上。在孩子背上拍1~5次，并观察孩子是否将异物吐出。

也可以采取另外一个姿势，把孩子翻过来，躺在坚硬的地面或床板上，抢救者跪下或立于其足侧，或取坐位，并使患儿骑在抢救者的大腿上，面朝前。抢救者以两手的中指或食指，放在患儿胸廓下和脐上的腹部，快速向上重击压迫，但动作要很轻柔。重复，直至异物排出。

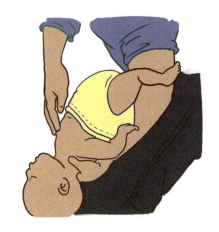

②大人抢救方法

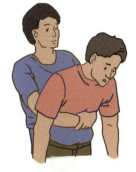

　　如果患者是成人，护理者要站在病人背后，用两手臂环绕病人的腰部，然后一手握拳，将拳头的拇指一侧放在病人胸廓下和脐上的腹部。再用另一手抓住拳头，快速向上重击压迫患者腹部。重复以上手法直到异物排出。

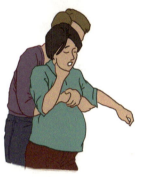

　　对于极度肥胖及怀孕后期发生呼吸道异物堵塞的患者，应当采用胸部冲击法，姿势不变，只是将左手的虎口贴在患者胸骨下端即可，注意不要偏离胸骨，以免造成肋骨骨折。

③自救方法

　　患者自己应该稍稍弯下腰去，靠在一固定的水平物体上，以物体边缘压迫上腹部，快速向上冲击。重复之，直到异物排出。

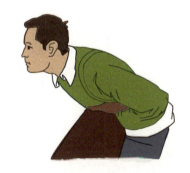

特别注意

　　海氏冲击法虽然有一定的效果，但也可能带来一定的危害，尤其对老年人，因其胸腹部组织的弹性及顺应性差，故容易导致损伤的发生，如腹部或胸腔内脏的破裂、撕裂及出血、肋骨骨折等，故发生呼吸道堵塞时，应首先采用其他方法排除异物，在其他方法无效且患者情况紧急时才能使用该法。

④ 救命措施

基础心肺复苏

当患者倒地失去意识时，请及时呼叫救护车。接下来我们一起学习在救护车到达之前进行的紧急处理措施。

⚬ 发生紧急情况时的应对措施

请先想象眼前某位患者突然倒地，接下来说明其应对方法。

首先，确认患者情况，如患者已无反映请迅速叫救护车。如有AED，请先备好。如有主治医生，与其取得联系并请求进一步指示。

①确认是否失去意识

与其搭话，轻拍身体看是否有反映。

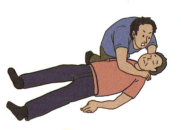

您还好吗？
能听得到我说话吗？

请帮忙叫救护车！

请帮忙把AED拿过来！

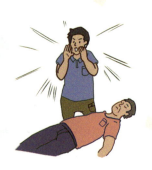

注意观察胸部及腹部起伏。

②如无反应，拨打120呼叫救护车

③确认呼吸

靠近患者头部确认呼吸。

④确保气管通畅

将手放于患者额头，将头往后按（A）。另一只手将下颚抬起（B）。

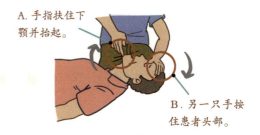

A.手指扶住下颚并抬起。

B.另一只手按住患者头部。

注意！

手放置的位置为"胸部正中间"。一只手放于胸部正中，另一只手叠于其上。

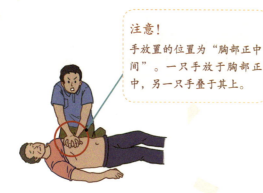

⑤进行心肺复苏按压（按压胸骨）

两手交叠置于胸上，用全身重量进行按压。以一分钟一百次以上的频率有节奏地进行按压。下压力度为胸骨下陷5cm左右。

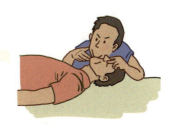

进行人工呼吸时

保证气管通畅之后，一只手捏住患者鼻子保证空气不会漏出，同时向患者口中缓慢吹气。

·确认吹气时胸廓抬起。

·重复两次。

·以胸部按压30次、人工呼吸2次的频率不间断进行。

注意！人工呼吸并非必须

2015年美国心脑学会指南指出，实行人工呼吸对能否拯救患者其实无明显关联，所以如果不熟悉抢救方法或对人工呼吸有抵触感时可以只进行胸骨按压。

如有AED（自动体外除颤器），在心肺复苏按压、人工呼吸之后使用。

AED（自动体外除颤器）电击除颤

AED是我们每个人都应该尽早掌握的应急技能，如果自己身边有人突然心脏骤停，我们能够快速使用AED来救助病人。

AED使用步骤

第一部分：使用AED前

步骤1：对病人进行大声呼叫、不停拍打其肩膀，确认病人是否还有意识。

步骤2：如果病人没有反应，立刻拨打120，大声呼叫请附近的人寻找到最近的AED。

步骤3：检查病人胸部和腹部是否有呼吸的动作。如果没有呼吸或呼吸不正常，立即心肺复苏。

第二部分：使用AED时

步骤4：露出病人胸部并按照指示贴上电极垫（在贴电击垫之前，需要确保病人身体干燥。

步骤5：让其他人远离病人，根据AED的语音指令操作。按下AED分析键，对病人进行心电图分析。等待AED报告是否需要进行电击（如不需要可能病人已恢复脉搏或心律）。

步骤6：AED指示需要电击时，确保没有人碰到病人身体；按下按钮进行电击。

步骤7：电击后，在连接着AED电极贴的情况下立即重新进行心肺复苏。

步骤8：2分钟后，AED自动确定是否再次施加电击，按语音指令操作；等待救护车到达。

AED是在患者发生特定的心律失常时自动分析心律，在必要时给予电击（除颤），使心脏恢复跳动的医疗设备。只要跟随语音指南及闪烁指示灯进行操作，无论是谁都能轻易掌握使用方法。日常生活中请提前熟悉AED的设置场所。

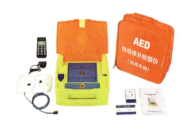

护理技术
Plus

如何寻找最近的AED？

第一种：微信服务（以深圳为例）

打开"微信-我-服务-城市服务"，下拉找到"看病就医→急救服务→深圳市急救中心→AED导航"，就可以快速查看附近的AED，点击"到这去"即可导航到设备放置处。

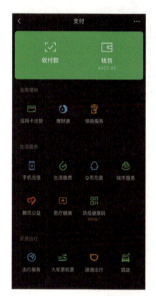
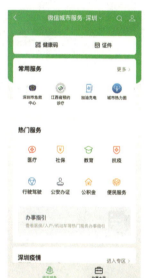
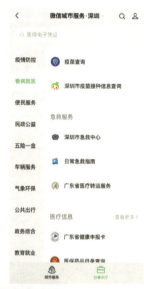

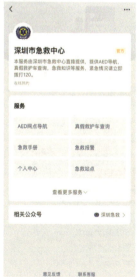
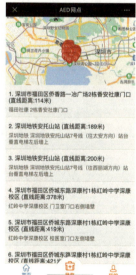

第二种：微信小程序

除了微信城市服务，很多小程序也提供了AED导航服务，在微信搜索框搜索"AED"选择小程序即可。比如APP：AED急救地图。

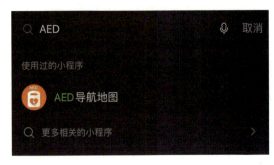

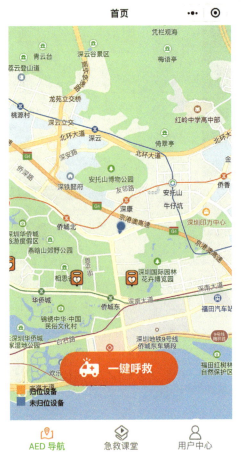

5 骨质疏松症的预防

骨质疏松会导致骨折风险变高。其中，因摔倒导致大腿胫骨（大腿根部）骨折，或是脊椎受到挤压造成压迫性骨折之后，一部分患者日常生活无法自理，从而需要护理。

预防骨质疏松就必须**补充钙元素**，因为钙是组成骨骼的主要成分。此外为了能够促进钙的吸收，也必须同时摄取维生素D以及维生素K。此外，在紫外线的作用下有助于生成维生素D，因此请有意识的地进行外出散步等**沐浴日光**的活动。**适量的运动**也有助于预防骨质疏松。

要点整理

骨质疏松症前兆
○ 背部或腰弯曲
○ 身高萎缩
○ 站起或是提重物时背痛或腰痛

什么是"骨质疏松"？

当新的骨组织生长速度跟不上老化的骨组织生长速度时，骨头容易变脆导致骨折风险骤增。这种情况就被称为"骨质疏松"。

骨质疏松的成因

○ **与雌激素的关系**

绝经之后女性的雌激素分泌逐渐减少，骨组织代谢速度下降。多发于女性。

○ **营养不足或运动不足**

钙或是维生素D的摄入量不足或是运动不足引发。

○ **其他疾病**

动脉硬化或是糖尿病等生活习惯病引起。

○ **药物副作用**

长期服用类固醇等药物引起。

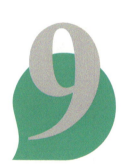

PART 9

护理人员注意事项

本章将会介绍护理人员必备的"采用ICF（国际功能，残疾和健康分类）标准的护理方法"以及能够保障患者及护理人员双方安全、舒适的方法。让我们一起扎实地进行学习吧。

1 沟通交谈方式

与患者建立良好关系

在护理活动中，与患者交谈是必不可少的。在适当的时机选择适当的交谈方式，能够打开患者心扉，与其建立起互信关系。

○ 沟通方法的七个原则

像护理这样的协助他人的岗位，需要在与对方沟通时活用"贝斯提克的七原则"。这是由美国的社会福利学者菲利普·P·贝斯提克所提出的交流话术的基础。

①个体化	患者每一个人都是独特的个体，不仅是护理时的必要程度，要把对方的性格以及价值观都当做是对方的一种个性。
②有目的的情感表达	重视患者的内心情感表达。让患者能够自由且无负担地表达自己的情绪。
③适度的情感介入	对于患者所表达出来的情感，护理人员在保持理智客观的同时适当做出反应。护理人员必须掌握自我管理（能够清楚认识自己的情绪）。
④接纳	对于患者的态度及言行，用自己的情绪去判断"好或不好"之前先应全盘接纳。
⑤非评判态度	无论何时都不要单方面责备患者。护理人员应该认识到自己并非站在审判的立场。
⑥自主决定	激励患者自己做出选择，并且尊重其选择。当然护理人员必须作出客观而冷静的判断。
⑦保密	护理人员与患者接触较为紧密，因此会知道一些隐私，但绝不能泄露。这会影响到二人之间的信赖关系。
在护理活动中，第②、③条是重点！了解对方心情的同时控制自己的情绪。	

依照本原则，试着思考与患者相处过程中该采取什么样的行动。

○ 感到为难时的交谈方式

在感到为难时，注意不要感情用事。心中常记"贝斯提克的七大原则"将其运用到护理现场中吧。

Case 1 **想为患者换一个躺姿，被对方以"很痛，不想"拒绝时！**

一般的交谈方式 ➤ **换个说法**

"好了好了，请不要抱怨了。马上就结束了。"

对于表达自己不舒服的患者来说，这样的回应忽视了患者的想法，甚至有些患者会因此不愿再多交流。

"让您不舒服了吗？不好意思哦。但是不换一个姿势的话可能会得褥疮。我尽量轻轻为您翻身，麻烦您配合一下哦。"

与患者共情的同时，明白地告诉对方更换躺姿是为了"不患上褥疮"。这样说就比较能获得对方允许。

Case 2 **协助前往厕所，途中患者失禁时！**

一般的交谈方式 ➤ **换个说法**

"哇……啊，没事哦。但是下次麻烦早点跟我说一下哦。"

下意识的作出"哇"的反应，会严重伤害到患者情绪。因此在日常护理中，也需要注意到这一点。

"有点突然我也吓到了呢。这种事情很常见的，请不要太在意。等一下洗个澡就没事了哦。"

像失禁这样的失败，患者自己也会感到不好意思。记住一定要把"这不是什么大问题"的观念传达给对方。

Case 3 **到了洗澡时间，患者却迟迟不肯洗澡！**

一般的交谈方式 ➤ **换个说法**

"越拖越麻烦。搞快一点吧。"

这样的回应无视患者的情绪以及生活节奏。患者会因此神情低落觉得自己的诉求被回绝了。

"发生什么了吗？今天不太想洗澡吗？如果没有什么不舒服的话，泡个澡身体会变得暖和，心情也会变好哦。如果想洗了就叫我哦。"

首先确认患者的身体状况，如果只是因为心情原因，在尊重对方的生活节奏的基础上，告诉对方泡个澡心情会好一点来激发对方的洗澡欲望。

② 保证患者安全、快乐地生活

不要给患者施加痛苦

在护理活动中，保证患者安全、快乐地生活十分重要。因此，我们接下来将一起来学习一些专业的护理技术。

○ 为了保证患者安全

我们通过在保持健康、预防感染、预防事故等三个方面采取措施来保证患者安全。接下来一起学习这个方面护理人员的注意事项。

①保持健康

护理人员的主要责任之一就是保证患者身体健康。通过日常观察，不要遗漏患者细微的变化。

观察的具体方法之一即测量生命体征。vital signs又被译为生命迹象，包含"体温""血压""脉搏""呼吸"等。请务必掌握生命体征的测量方法（参考168~169）。

观察方法

·系统的观察

　　在观察之前预先决定好观察内容。

·直观的观察

　　通过"咦？""诶？"等，带有"与平常不同"的意识进行观察。为了能够注意到"与平常不同"，首先需要掌握"平常"的信息。

②预防感染

预防患者发生感染也十分重要，以下为一些必备知识。

消灭感染源！

认真仔细进行清洁与消毒，减少感染源的细菌及病毒。

不要向外传播病毒！

有时患者有可能携带感染源。注意不要将自己手中携带的或是喷嚏中携带的感染源传播出去。

通过堵住入口防止感染源进入！

为了让感染源不要进入患者身体，时常确保各身体通道清洁。掌握好口腔护理（参考P158），私处清洁（参考P130）等技术。

做好标准防控措施切断感染路径！理解学习用于预防感染的标准防控措施，掌握正确的手指消毒，口罩佩戴方法等（参考P166）。

③预防事故

"摔倒""摔落""误咽、误吞"是在护理活动中频频出现的三种情况。这些事故都能通过适当的照看、完备的环境记忆及扎实的护理技术从而避免发生。

另一方面，了解事故发生的原因并且防范于未然也是护理人员的责任。

在事故（accident）之前，有一些发生在前兆事故之后而又没有演变成为事故的事件（险兆事件）。护理人员之间通过分享彼此经历的"险兆事件"将有助于找出引起事故的原因。

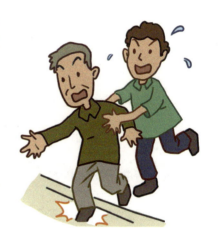

◉ 保证患者安乐的措施

安乐，指的是安心而无痛苦。接下来介绍保证患者安乐的三个关键。

让人安心的交谈

在护理患者时，必定要与患者进行交谈。简明扼要地介绍接下来要做什么，获得患者的允许之后再进入下一步。了解接下来要做什么，能够让患者放心。

不要因为"怎么说对方都不明白"而省略说明，即使患者患有老年痴呆也应通过交谈让他明白接下来要做什么。

营造能够使患者放松的氛围

除了与患者交谈时的措辞，护理人员自身的氛围也很重要。其表情、声音高低、肢体语言等一些非语言类的表达也会给患者带来一定影响。而且非语言类的表达比起语言本身更容易传递给对方。在护理过程中需要注意营造氛围，使得患者可以放下心来。

服务时不要使对方痛苦

如果护理方法不当容易使患者不舒服。尽量避免给患者施加生理或心理上的痛苦。

在夯实基本护理技术的同时，在进行护理时要时刻站在对方的立场上思考。

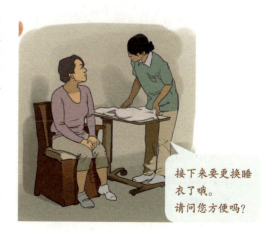

接下来要更换睡衣了哦。
请问您方便吗？

185

3 保证护理人员的安全

生理及心理方面的安全管理

护理活动会给进行护理的人（护理人员）带来许多压力。为保证护理人员的安全，应该从生理及心理两方面为他们考虑。

○ 生理方面的安全管理

为了能够保证患者的安全、快乐，护理人员也必须保证自己的身体健康。需要注意保证良好的睡眠，预防腰痛等。

防止睡眠不足的措施

在养老机构上班的护理职员多为早班、晚班、夜班的出勤体制，这就需要健康方面的管理。特别是因上夜班而导致的作息变化容易影响健康状况。注意不要让身体垮掉。

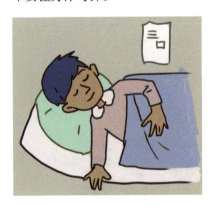

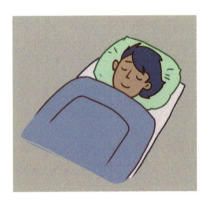

对策1：保证小憩时间

如果上长时间的夜班最好能有两小时左右的小憩。如果因工作原因较为困难至少保证30分钟小憩时间。夜班前先小憩一下再上班也可以。

对策2：夜晚睡个好觉

有一部分人在白天因生物钟影响睡不好，也无法较好缓解疲劳。夜班后的白天比起强行休息，不如正常进行活动，等到晚上再好好休息。

预防腰痛的措施

有数据显示，进行帮助换乘轮椅、更换尿布、排泄护理、洗澡护理等服务容易患上腰痛。抱起患者，扭转身体，做出前屈姿势等使腰部负担加重，从而引发腰痛。

下面将详细介绍护理人员的正确动作，如何巧用患者自身力量以及如何巧用护理用品。

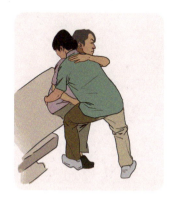

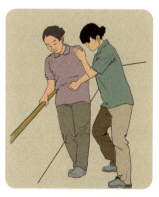

对策1：注意护理时的姿势

在护理时使用正确姿势，注意支撑面以及重心的移动。

对策2：巧用患者自身的力量

让患者用力抓住扶手站立，自己完成能做的事情。通过巧用患者自身的力量，在减轻护理人员压力的同时也能促进患者自立。

对策3：巧用护理用具

使用移乘板或者移位布等护理用具，减轻护理人员负担。

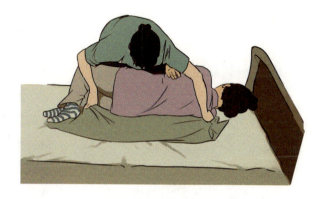

对策4：多名护理人员一同应对

在帮助患者坐到轮椅上时，如果一个人无法应对可以由多名护理人员一同进行，这也有助于减轻对腰部的负担。

○ 心理方面的安全管理

由护理职位本身所带来的压力，不仅会对护理人员本身造成问题，也有可能影响到患者。因此必须认真做好应对措施。

减轻压力的措施

护理人员的压力最主要来源于和同事的关系，此外还有患者对于护理的拒绝和抵抗，以及患者和其家人的投诉等。像护理人员这样的为他人提供服务的职位，会有一些不同于其他职位的压力。让我们一起减轻这些压力，保持心理健康吧。

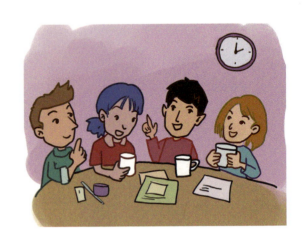

对策1：交一些能够谈心的朋友

寻找一个能够在感到困扰、痛苦时便于谈话的对象。这样的话即使是不方便对前辈或同事说的话，也能轻松讲出。也可以前往公共机关为护理人员专门设立的谈话窗口。

对策2：掌握解决问题的技能

与患者的沟通或者护理方法成为压力源的时候，掌握解决该问题的知识或技能也是方法之一。

对策3：寻找减压方法

找到适合自己的解压方法。很多人会选择与亲近的人聊天、吃饭、购物或是旅行等解压方法。

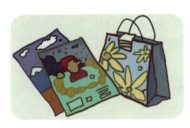

对策4：保证生活质量

保证充足的睡眠，这能提高机体的免疫能力和工作的活力，进而保持平稳积极的心态。保证每天健康饮食，让身体获取充足且均衡的营养，优质蛋白、维生素、矿物质等有助于我们改善体质对抗压力。

保持热情的措施

在护理现场，常常有人因为"人手不够""工资低""身心负担巨大"等原因而辞职。有不少人当初选择进入护理这个行业并且努力工作至今，但不知何时起他们不再为这份工作感到自豪或者是感觉不到这份工作的价值所在，逐渐产生"职业倦怠"。

虽然有必要立刻对护理人员的工作环境进行改善，但工作者们也有力所能及之事。将防止职业倦怠的方法牢记于心，有激情地投入到工作中吧。

对策1：重新思考当初为何选择护理岗位

每天因为工作不停忙碌的时候，就会开始迷失自我"我到底每天都在做些什么呢？"

这种时候就想想从事这个工作的初心。仔细而冷静地回想过去的自己所追求的东西，找回自我。

对策2：明确目标，寻找伙伴

"想让现在的职场变得更好""接下来想要在〇〇上更加努力"等，确立一个能够实现的"梦想"。在此基础上为了实现这个梦想，无论职场内外，寻找有同样目标的人并且成为朋友。与志同道合的伙伴之间的交流能够成为新的刺激，随后身体内的能量就会不断涌现。

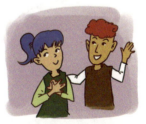

好开心！

希望两年后能实现

我想要做到〇〇，成为△△！

〇〇表扬你了哦！

对策3：创造机会让自己能够得到合理评价

自己的行为是否正确等类似的问题在护理行业中很少能够获得客观评价。积极参与外面举办的学习会或讲座，让自己的知识以及技术得到正确评价。

另外，获得表扬也十分重要的。尝试着通过对方的认同来提高自信吧。

对策4：制订计划来提升自己

作为护理人员该如何提升自己？首先让我们先建立一个面向未来的计划（职业规划）。如"三年后取得中级护师资格证，然后朝着更高的目标继续努力。"尽量制订出一个详细的计划。

此时的关键在于并非只考取资格证书，而是必须明确需要做什么才能实现自己的目标。一边畅想着未来，一边以此为目标不断前行吧。

4 采用ICF（国际功能，残疾和健康分类）标准的护理方法

以提高身体功能为目标

对于患者来说，什么才是"最佳护理"呢？在这里，我们试着将2001年WHO（世界卫生组织）使用的分类标椎ICF（国际功能，残疾和健康分类）活用于护理活动中。

①多方面了解患者情况

ICF（国际功能，残疾和健康分类）中将生活机能分为了"身体功能和身体结构""活动"和"参与"三类，在此基础上加入了"环境因素""个人因素"以及"健康状况"三部分，多方位了解患者。

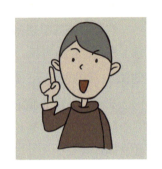

在各个部分中，对患者信息进行整理。在提供护理服务时，好好了解患者是十分重要的。

ICF（国际功能，残疾和健康分类）模型

健康状况

现病史、既往病史、日常健康状况、压力等。
[例]高血压；有脑梗后遗症。

生活机能

身体功能和身体结构
（生命层级）
患者的身体功能的状况以及身体结构的状况。
[例]右侧上下肢运动机能受损；左下肢膝盖以下部位截断。

日常活动
（生活层级）
患者的日常生活能力（ADL）以及工具性日常生活活动能力（IADL）的活动状况。
[例]行走依靠轮椅；排泄通过便携马桶进行。

参与
（人生层级）
与社会相关的状况。这里说的社会包含家庭这样的小的社会单位。
[例]作为家庭主妇支撑着家庭；是社区居民委员会的一员

环境因素
围绕患者的"物理""社会""人的"环境。
[例]家中玄关处有台阶；有当地政府资助的最低生活保障金；附近邻居会帮助自己。

个人因素
患者本人的性格、价值观、原则、生活经历等人生体验。
[例]年龄75岁，个体工商户；每天和妻子一起散步。

②把握积极的一面

以上各个板块中，我们比较容易注意到他们有障碍无法做到或是做得不好的部分，但同时也必须关注他们做得好的部分。

例如，在"身体功能和身体结构"这个部分，当右侧上下肢麻痹但左侧上下肢处于健康状态时，我们就要考虑是否可以加以利用。另外，在"日常活动"这一板块，我们不应该仅仅着眼于其无法完成的事情，而应该更多关注他能做什么，以便帮助患者独立生活。

③意识到相互之间的关联性

以上各板块之间是紧密相连的。例如，"身体功能"状态如果不好，"日常活动"部分的状态也会变差，随之可能影响社会活动的"参加"。此外，如果"参与"意识增强，"日常活动"也会变得活跃，从而带动"身体功能"增强。

关注其中的关联性并且提供帮助是十分重要的。

■循环示意图

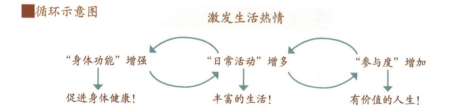

激发生活热情

"身体功能"增强　　　"日常活动"增多　　　"参与度"增加

促进身体健康！　　　丰富的生活！　　　有价值的人生！

④关注活动及参与的部分

护理人员的工作就是生活援助。从ICF的理论来说就是增强"身体功能和身体结构""日常活动"和"参与度"这三部分的机能。其中，护理人员的专业性体现在通过增加"日常活动"从而使"参与度"提升。

为此，首先我们需要把握患者"能做的事情（拥有的能力）"，活用这项能力从而激发其生活热情。另外，通过将生活与患者所期望的社会生活紧密相连，从而使患者能够活出自我，自立生活。

护理人员必须在关注这两点的基础上进行护理活动。

⑤关注环境因素及个人因素

为了实现通过增加"日常活动"从而使"参与度"提升，我们也必须关注患者周围的"环境因素"及"个人因素"。如有阻碍活动或者参与度的因素出现，护理人员必须将其找出并且改善，反之如有能够促进的因素，护理人员也需将其找出并且进一步活用。

　　例如，患者明明可以乘坐轮椅出行，但却因家中玄关处有台阶而无法出行时，就要考虑能否为其搭一个斜坡或者附近是否有其他人能够帮助患者出行。

⑥关注健康状况

　　健康状态会直接影响患者的生活。生病时，"日常活动"就会减少。我们需要与医疗人员一起，时常关注患者的健康状况。